Kinderorthopädie und Kindertraumatologie

Jan Matussek

Kinderorthopädie und Kindertraumatologie

Mit Beiträgen von O. Linhardt, S. Füssel, J. Götz und T. Renkawitz

Mit 267 Abbildungen

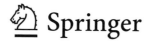 Springer

Dr. med. Jan Matussek
Leitender Oberarzt
Schwerpunktleitung (Sektionsleitung) Kinderorthopädie/Wirbelsäulenchirurgie
Orthopädische Klinik für die Universität Regensburg
Asklepios Klinikum Bad Abbach
Kaiser-Karl-V. Allee 3
93077 Regensburg-Bad Abbach
j.matussek@asklepios.com

ISBN-13 978-3-642-39922-0   ISBN 978-3-642-39923-7 (eBook)
DOI 10.1007/978-3-642-39923-7

Die Deutsche Nationalbibliothek verzeichnet diese Publikation in der Deutschen Nationalbibliografie;
detaillierte bibliografische Daten sind im Internet über http://dnb.d-nb.de abrufbar.

Auszug aus Grifka/Kuster: Orthopädie und Unfallchirurgie, 1. Auflage, 2011, ISBN 978-3-642-13110-3

Springer Medizin
© Springer-Verlag Berlin Heidelberg 2013

Planung: Antje Lenzen, Heidelberg
Projektmanagement: Barbara Knüchel, Heidelberg
Projektkoordination: Heidemarie Wolter, Heidelberg
Umschlaggestaltung: deblik, Berlin
Fotonachweis Umschlag: © Kimpin – Fotolia
Satz: Fotosatz-Service Köhler GmbH – Reinhold Schöberl, Würzburg

Gedruckt auf säurefreiem und chlorfrei gebleichtem Papier

Springer Medizin ist Teil der Fachverlagsgruppe Springer Science+Business Media
www.springer.com

Danksagung

Mein besonderer Dank gilt meinem Mentor Prof. Dr. Dr. J. Grifka (Regensburg/Bad Abbach), unter dessen Herausgeberschaft eine erste Version des Textes veröffentlicht wurde, sowie meinen akademischen und klinischen Lehrern Prof. em. Dr. med. U. Weber (Berlin), Prof. em. Dr .med. G. Neff (Berlin), PD Dr. med. HH Mellerowicz (Berlin) und Prof. HK Graham MD (Melbourne/AUS). Dem Springer Verlag Heidelberg mit seinem Team an Lektoren und Produzenten danke ich für die reichhaltige Ausstattung und meiner Familie für die ausdauernde, liebevolle Unterstützung.

Vorwort

Für den angehenden Facharzt für Orthopädie und Unfallchirurgie ist es nicht immer offensichtlich, dass Kinder andere Probleme im Bereich des Bewegungsapparates haben als Erwachsene. Selten konsultieren Kinder den Arzt wegen Rückenschmerzen oder etwa wegen einer rupturierten Rotatorenmanschette an der Schulter, wie man sie sich im mittleren Lebensalter bei Über-Kopf-Arbeiten zuziehen kann. Kinder brauchen keine künstlichen Hüftgelenke oder werden dem Arzt nur äußerst selten wegen psychosomatischen Beschwerden vorgestellt. Operationen bei Frakturen sind nur selten notwendig, weil sie meist problemlos ausheilen, und so kann der Hauptunterschied zwischen Kindern und Erwachsenen damit subsummiert werden, *dass Kinder Eltern haben.*

Jeder junge Facharzt muss erkannt haben, dass sich viele Eltern früher oder später darüber Sorgen machen, dass die Form der Beine oder Füße ihrer Kinder nicht normal und der Rücken auf unerklärliche Weise irgendwie krumm sei, denn dies sind die häufigsten Gründe für eine Konsultation beim Orthopäden.

Das vorliegende kleine Lehrbuch der Kinderorthopädie und Kindertraumatologie soll dem Arzt generell und dem angehenden Facharzt im Besonderen zwei einfache Fähigkeiten vermitteln, nämlich Anzeichen und Gründe, die auf ein ernsteres Fehlwachstum des Kindes hindeuten, zu erkennen und diese dann den Eltern und Kindern plastisch und klar zu erklären. Eltern erkennen sofort, wenn der Arzt sie mit guten Beteuerungen abweisen will: Echte oder auch nur vermeintliche Probleme wollen vom Arzt gleichermaßen penibel erklärt und in den Entwicklungskontext des vorgestellten Kindes gerückt werden. Ansonsten wird mit den Füßen abgestimmt und die Familie sucht sich den nächsten Arzt.

Nicht nur der angehende Orthopäde und Unfallchirurg soll nun von diesem Buch profitieren, sondern auch der Kinderarzt und Allgemeinmediziner, der immer wieder in der Praxis mit orthopädischen und traumatologischen Situationen konfrontiert wird und dem ein kurzes und gut bebildertes Nachschlagewerk zur schnellen Einschätzung gereichen mag.

J. Matussek
Bad Abbach/Regensburg 2013

Inhaltsverzeichnis

Entwicklung des Bewegungssystems von der Befruchtung bis zum Neugeborenen

J. Matussek

J. Matussek, *Kinderorthopädie und Kindertraumatologie*,
DOI 10.1007/978-3-642-39923-7_1, © Springer-Verlag Berlin Heidelberg 2013

1.1   Einleitung

Im Zentrum der Kinderorthopädie stehen die Vorsorge und die Behandlung von muskuloskelettalen Störungen des Kindes. 1741 veröffentlichte Nicholas Andry, Professor für Medizin an der Pariser Universität, Abhandlungen, die verschiedene Methoden zur Vorsorge und Korrektur von Deformitäten bei Kindern beinhalteten. Andry kreierte durch den Kunstgriff der Fusion zweier griechischer Wörter – orthos: gerade und paidios: Kind – das Wort »Orthopädie«, das dem medizinischen Fach, das sich mit der Bewahrung und Wiederherstellung des menschlichen Bewegungssystems auseinandersetzt, den Namen gab. Andry versinnbildlichte seine Idee in dem »Orthopädenbäumchen«, das bis heute weltweit als Symbol der orthopädischen Fachgesellschaften präsent ist.

Die Kinderorthopädie stellt ein zentrales Feld in der Gesamtorthopädie dar, da ein großer Teil orthopädischer Probleme seine Ursachen in den Wachstumsphasen hat. Ein profundes Wissen des normalen und abnormalen menschlichen Wachstums ist dementsprechend essenziell zum Verständnis nicht nur in der Kinder-, sondern auch in der Gesamtorthopädie.

Eine Zusammenfassung normalen und fehlgeleiteten Wachstums lässt sich durch die Unterteilung des wachsenden Lebens in 7 Abschnitte erreichen (◘ Tab. 1.1).

1.2   Gametenstadium

Gameten sind die allgemeinen Bezeichnungen für Ovum und Spermium. Während der Gametogenese halbiert sich die Chromosomenzahl durch 2 Meioseteilungen von diploid auf haploid. Genetisches Material mit möglicherweise fehlerhafter Information wird hierbei durchmischt und jeweils ein reifes Ovum und Spermium geformt. Die Befruchtung führt dann den jeweils haploiden Chromosomensatz eines Elternteils mit dem des anderen zusammen, um einen neuen diploiden Chromosomensatz zu mischen: Das individuelle genetische Material ist demgemäß eine Zufallsdurchmischung der elterlichen Erbinformation während der Meiose im Rahmen der Gametogenese und der folgenden Befruchtung.

Die Verbindung von Genen auf einem Chromosom, die Krankheitsanlagen tragen, mit solchen, die phänotypisch unterscheidbare Charakteristika vermitteln (z. B. Blutgruppe), ermöglicht die Identifikation von Individuen mit einem Risiko bestimmter Erkrankungen (◘ Tab. 1.2). Beispielsweise ergibt sich auf dem 9. Chromosom eine Verbindung zwischen dem Gen des Nagel-Patella-Syndroms mit dem Gen des AB0-Blutgruppensystems. Nachkommen mit der gleichen Blutgruppe wie ein betroffener Elternteil werden Träger des Syndroms sein. Die auf dem

◘ **Tab. 1.1** Wachstumsabschnitte

Wachstumsphasen	Zeitperiode
Gametenstadium	Vor der Befruchtung
Frühes Embryonal-stadium	Bis 2 Wochen nach Befruchtung
Embryonalstadium	2–8 Wochen nach Befruchtung
Fetalstadium	8 Wochen nach Befruchtung bis zur Geburt
Säuglingsalter	Geburt bis zum 18. Lebensmonat
Kindesalter	18. Lebensmonat bis 4. Lebensjahre: Kleinkind, 4. Lebensjahr bis zur Pubertät: Kind
Adoleszenz	Pubertätsbeginn bis Wachstumsende

◘ **Tab. 1.2** Genetische Lokalisation bestimmter Erkrankungen

Chromosom	Erkrankung
1	Rhesus-Faktor , Morbus Gaucher
5	Mukopolysaccharidose Typ VI, »Crie-du-chat«-Syndrom
6	Histokompatibilitätskomplex
7	Mukopolysaccharidose Typ VII, Ehlers-Danlos-Syndrom Typ VII, Marfan-Syndrom
9	AB0-Blutgruppen, Nagel-Patella-Syndrom
15	Prader-Willi-Syndrom
X	Muskeldystrophie Duchenne, A-(Hypo-)Chondroplasie (dysproportionierter Zwergwuchs)

X-Chromosom gebundene genetische Anlage zur A-(Hypo-)Chondroplasie führt zu einem typischen Phänotypus des dysproportionierten Zwergwuchses (◘ Abb. 1.1).

> ❯ Viele genetische Veränderungen entstehen während der Gametogenese durch Veränderungen in Anzahl, Struktur und Inhalt der Chromosomen.

Zahlenmäßige Veränderungen der Chromosomen entstehen bei fehlerhafter Trennung oder Teilung der Chromosomenknäuel während der Zellteilung. Insbesondere Probleme bei der Trennung der Chromosomenpaare führen zu Mono- oder Trisomiegameten.

Monosomie der Geschlechtschromosomen führt beispielsweise zum X0-Muster beim Turner-Syndrom (◘ Abb. 1.2) Trisomie der Geschlechtschromosomen erzeugt 47XXX-Muster mit nur geringer mentaler Retardierung. Das Muster 47XXY führt zum Klinefelter-Syndrom,

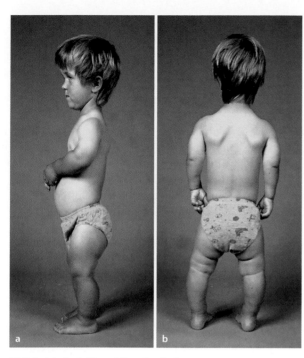

◘ Abb. 1.1a,b A-(Hypo-)Chondroplasie

schieht durch Translokation, Duplikation, Inversion oder auch Deletion von Chromosomenteilen. So verursacht beispielsweise die Deletion der Endportion des kurzen Endes des Chromosoms 5 das »Crie-du-chat«-Syndrom oder führen Veränderungen des Chromosoms 3 zu generalisierten Mesenchymaldefekten wie beim Larsen-Syndrom (◘ Abb. 1.3).

Einzelne Gendefekte können entweder durch spontane Mutation entstehen oder über Erbvorgänge übertragen werden. Ist ein genetischer Defekt entstanden, wird er gemäß den Mendel-Gesetzen weiter übertragen.

1.3   Frühe Embryonalphase (1.–2. SSW)

Da die Embryonalphase (1.–8. SSW) durch Gewebedifferenzierungen und schnelles Zellwachstum ausgezeichnet ist, haben einwirkende Noxen (Teratogene) chemischer, infektiöser, ionisierender oder medikamentöser Natur meist tiefgreifende strukturelle Veränderungen des Embryos zur Folge. Diese sind später schwieriger zu korrigieren und zu behandeln als Defekte, die ihre Ursache im fetalen Leben haben.

während 47XYY einen aggressiven männlichen Charakter hervorbringt.

Trisomie der Autosomen ist häufiger und betrifft das Chromosom 21 (Down-Syndrom) oder seltener die Chromosomen 13 und 18 mit erheblichen Defekten.

Strukturdefekte an Chromosomen treten entweder spontan oder als Folge der Einwirkung von Teratogenen auf: Teratogene induzieren Chromosomendefekte und verschulden dadurch eine Vielzahl von Syndromen. Dies ge-

- **Malformationen** teratogener oder genetischer Natur rühren aus der Phase der Organogenese (z. B. die Phokomelie oder Robbenärmigkeit; ◘ Abb. 1.4).
- **Wachstumsunterbrechungen** entstehen in der späteren Fetalphase durch Einwirken von teratogenen, traumatischen oder anderen mechanischen Faktoren auf den Wachstumsprozess (z. B. amniotische Einschnürungen).
- **Dysplasien** (»Unreifen«) stellen Anomalien dar, die durch abnormales Gewebewachstum geprägt sind

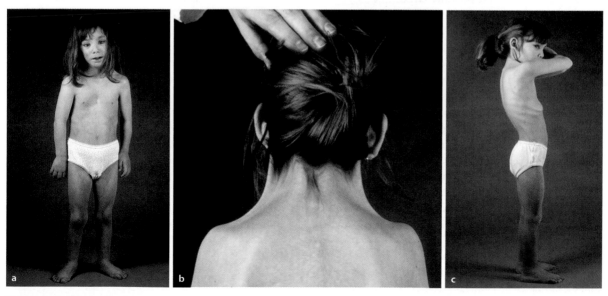

◘ Abb. 1.2a–c Turner-Syndrom. a Typischer Habitus, **b, c** Pterygium colli (»Flügelfell«)

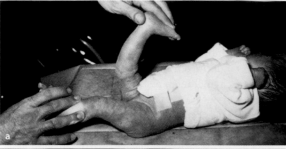

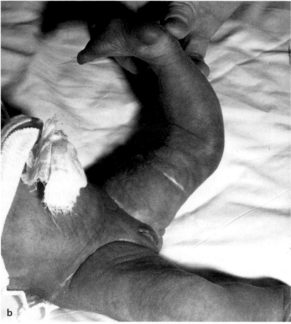

◨ Abb. 1.3a,b Larsen-Syndrom

(z. B. die Achondroplasie oder Hypochondroplasie, Syn.: Chondrodystrophia fetalis; ◨ Abb. 1.5).

— **Deformationen** des Fetus entstehen in der Spätphase der Schwangerschaft meist durch mechanische Kräfte, die modellierend Druck auf das Kind ausüben (z. B. Hüftluxationen oder einfache Klumpfußdeformitäten).

Die frühe Embryonalphase erstreckt sich von der Befruchtung bis zur Implantation des Embryos in der Gebärmutter.

1. Woche Die befruchtete Zygote teilt sich mehrfach und wandert durch die Tuba uterina in die Gebärmutter. Aus der Zygote wird die Morula, aus dieser dann die Blastozyste, die sich ihrerseits dann im Bereich der Hinterwand der Gebärmutter einnistet.

2. Woche Die zweiblättrige Keimscheibe, der Dottersack und die amniotische Höhle bilden sich. Der frühe Embryo ist gegenüber Teratogenen in den ersten 2 Wochen nur we-

nig störanfällig, im Gegensatz zu der Zeit danach. Im Falle ernster Gendefekte im Verlauf dieser Phase ist die Gebärmutter in der Lage, den Embryo abzustoßen (Abort).

1.4   Spätere Embryonalphase (3.–8. SSW)

Diese Phase ist durch die Bildung von Organsystemen charakterisiert. Die Zell- und Gewebedifferenzierung findet durch einen komplexen Induktionsmechanismus statt. Dieser besteht darin, dass jeweils bestimmte Gewebezellen ihrerseits pluripotente andere Zellen beeinflussen, die sich in neuartige Zelllinien und Gewebe differenzieren.

3. Woche Dies ist die erste Woche der Organogenese, während der das 3-schichtige Keimblatt gebildet wird (Ektoderm oder Neuralplatte, Mesoderm mit dem eingebetteten Chordafortsatz/Notochord, Endoderm). Somiten, die Vorläufer der Bewegungssegmente der Wirbelsäule, beginnen sich zu formen und die Neuralplatte rollt sich ein zum Neuralrohr.

4. Woche Die Extremitätenknospen werden sichtbar, die Somiten der späteren Wirbelsäule differenzieren sich in 3 Segmente, das Mesoderm differenziert sich in Dermatom (spätere Haut), Myotom (spätere Muskulatur) und Sklerotom (späterer Knorpel und Knochen). Ernste Defekte der Extremitätenentwicklung rühren aus dieser Zeit.

5. Woche Die Handplatte entwickelt sich. Mesenchymale Verdichtungen führen zu den Vorstadien zukünftiger Knochen der Extremitäten (◨ Abb. 1.6).

6. Woche Die Strahlen der Hand werden sichtbar, und die Verknorpelung des Mesenchyms der Extremitäten findet statt (◨ Abb. 1.7).

7. Woche Einziehungen zwischen den Fingerstrahlen sind sichtbar und differenzieren die Finger. Störungen in dieser Differenzierung kann zur späteren Syndaktylie führen. Rotationsbewegungen der Extremitäten führen in der 7. Woche zur typischen Auswärtsdrehung des Arms und der Hand, um den Daumen zur Außenseite der Hand zu positionieren, während das Bein und der Fuß einwärts drehen, um die Großzehe zur Mittellinie zu führen.

8. Woche Die Fingerstrahlen sind komplett getrennt, alle grundlegenden Organsysteme sind angelegt.

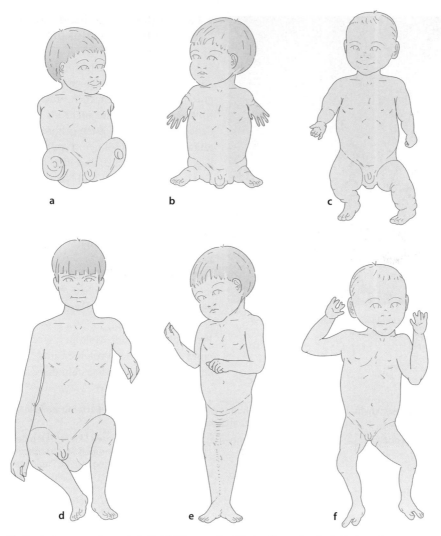

⬛ Abb. 1.4a–f Longitudinale, transversale, zentrale Fehlbildungen der Gliedmaßen. a Amelie, **b** Phokomelie, **c** Mikromelie, **d** kombinierte Mikro- und Phokomelie, **e** Sympodie, **f** Syndaktylie

1.4.1 Embryonale Entwicklung der Wirbelsäule

Das Achsenorgan entwickelt sich während der Embryonalphase. In einem segmentierenden Prozess (Bildung von Somiten) differenzieren sich in der 4. Woche sklerotomale Mesenchymzellen um die Chorda dorsalis (Notochord) herum, sowie um das Neuralrohr herum für den späteren knöchernen Spinalkanal. Die Wirbelkörper sind dabei intersegmentale Strukturen, die jeweils von benachbarten Somiten ihre Mesenchymzellen erhalten.

Zunächst kommt es zur Verknorpelung der mesenchymalen Wirbelmatrix (ab der 18. SSW), die von mehreren Zentren ausgeht. Dann verknöchern die Wirbel über primäre (Abschluss in der Kleinkindphase) und sekundäre Ossifikationszentren (Abschluss nach skelettaler Reifung).

Während dieses Prozesses wächst die Wirbelsäule und passt sich damit subtil den Veränderungen des wachsenden Rückenmarks an.

Kongenitale Defekte sind häufig mit der Wirbelsäule assoziiert (⬛ Abb. 1.8): Kleinere Wirbelbogenschlussstörungen (Spina bifida occulta), zumeist ohne klinische Konsequenzen, werden bei 5–15% der Erwachsenen gefunden. Halbwirbel sind seltener und resultieren aus Formations- oder Segmentationsstörungen während der embryonalen Somitenbildung. Assoziationen finden sich hier häufiger mit dem Urogenitalapparat, seltener mit dem Herz oder/ und Verdauungstrakt bzw. mit Extremitätenanomalien.

1

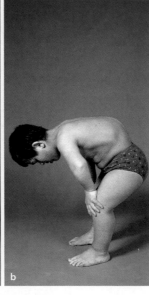

D Abb. 1.5a,b Typische Rückenveränderungen mit angulärer
Hyperkyphose bei Hypochondroplasie

1.4.2 Embryonale Entwicklung der Makromoleküle

Das Bindegewebe wird hauptsächlich aus 2 großen Familien von Makromolekülen gebildet: Kollagene und Proteoglykane. Von der dreifachen Protein-Helix-Struktur eines Kollagenmoleküls sind mehr als 10 Typen bekannt, von denen 5 zu den häufigsten gehören: Typ I findet sich ubiquitär in Haut und Sehnen, Typ II im Knorpel und im Nucleus pulposus, Typ III hat eine ähnliche Verteilung wie Typ I, Typ IV in Linse und Niere sowie Typ V hauptsächlich im Knochengewebe. Störungen der Biosynthese des Kollagens wirken sich entweder geringgradig (vermehrte Bandlaxizität) oder massiv (Osteogenesis imperfecta) aus: Typische auf eine derartige Störung zurückzuführende Erkrankungen sind:

- Ehler-Danlos-Syndrom Typ I, IV, VI, VII
- Osteogenesis imperfecta
- spondyloepiphysäre Dysplasie

Proteoglykane oder Mukopolysaccharide (Moleküle aus einer Bindung von Proteinen und Glykosaminoglykane) sind der wesentliche Baustein der Knorpelmatrix des int-

Aus mesenchymalem Vorknorpel bestehende Anlage des Achsen- und Extremitätenskeletts in der 5. Entwicklungswoche

Chorda dorsalis

Mesenzephalon

Hypophysen-
anlage

Prosenzephalon

Augenbläschen

Mesenchym,
obere Extremität

Schwanz

Corpus und
Processus
costalis des
1. Steißwirbels

Mesenchym, un-
tere Extremität

Corpus und Processus
costalis von S 1

Rhombenzephalon

aus den Sklerotomen der
okzipitalen Somitenpaare
hervorgegangene Parachor-
dalplatte des
Chondrokraniums
(Teil des Hinter-
hauptbeins)

Corpus und Proces-
sus costalis von C1

Schulterblatt-
mesenchym

Corpus und Proces-
sus costalis von Th 1

Medulla spinalis
(Rückenmark)

Chorda wird zum
Nucleus pulposus
der künftigen
Bandscheibe

Rippenanlage

Corpus und Proces-
sus costalis von L 1

Hüftbeinmesenchym

D Abb. 1.6 Aus mesenchymalem Vorknorpel bestehende Anlage des Achsen- und Extremitätenskeletts in der 5. Entwicklungswoche

Segmentale Gliederung der Myotome beim 6 Wochen alten Embryo

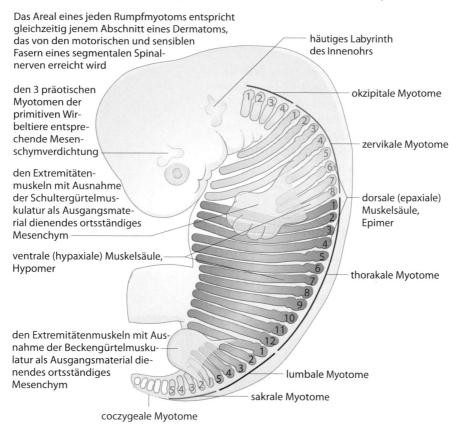

Das Areal eines jeden Rumpfmyotoms entspricht gleichzeitig jenem Abschnitt eines Dermatoms, das von den motorischen und sensiblen Fasern eines segmentalen Spinalnerven erreicht wird

den 3 präotischen Myotomen der primitiven Wirbeltiere entsprechende Mesenchymverdichtung

den Extremitätenmuskeln mit Ausnahme der Schultergürtelmuskulatur als Ausgangsmaterial dienendes ortsständiges Mesenchym

ventrale (hypaxiale) Muskelsäule, Hypomer

den Extremitätenmuskeln mit Ausnahme der Beckengürtelmuskulatur als Ausgangsmaterial dienendes ortsständiges Mesenchym

coczygeale Myotome

häutiges Labyrinth des Innenohrs

okzipitale Myotome

zervikale Myotome

dorsale (epaxiale) Muskelsäule, Epimer

thorakale Myotome

lumbale Myotome

sakrale Myotome

◘ **Abb. 1.7** Segmentale Gliederung der Myotome beim 6 Wochen alten Embryo

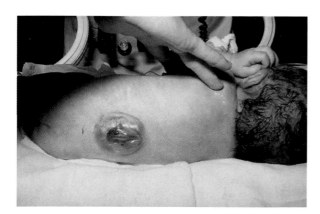

◘ **Abb. 1.8** Spina bifida (Meningomyelozele) im thorakolumbalen Übergang eines Neugeborenen

raartikulären hyalinen Knorpels sowie anderer Bindegewebe. Aneinandergereiht an Hyaluronsäuremoleküle bilden sie stark wasserbindende Makromoleküle, die eine ideale Oberfläche gelenkbildender Knochenepiphysen darstellen. Mukopolysaccharidspeichererkrankungen (MPS) zeichnen sich durch einen Stau überschießend gebildeter Komponenten (Glykosaminoglykane) dieser Makromoleküle in der Zelle aus, was zu Dysfunktionen oder Zelltod führt. Typische Systemerkrankungen sind MPS Typ I Pfaundler-Hurler und die MPS Typ IV Morquio.

1.5 Fetalphase

Diese Phase ist durch ein schnelles Wachstum und Veränderungen in den Körperproportionen charakterisiert.

9.–12. Woche Erste Ossifikationszentren in der Knochenmatrix erscheinen. Die oberen Extremitäten nehmen proportionierte Formen an, während die unteren Extremitäten noch kurz bleiben.

13.–20 Woche Proportioniertes Wachstum der unteren Extremität und Auftreten von Ossifikationszentren in den meisten Knochen . Entwicklung synovialer Gelenke aus Spalten im Mesenchym.

20.–40. Woche Starkes Größenwachstum des Fetus, dementsprechend gelegentlich skelettale Deformationen aufgrund von Platzmangel in utero, verringerte Fruchtwassermenge (Oligohydramnion) oder Lageanomalien des Fetus (Steißlage): Sichelfuß (Metatarsus adductus), Hackenfuß (Pes calcaneovalgus), Schiefhals- und Säuglingsskoliose sowie überstreckbare Knie und Hüftreifungsverzögerungen mit insgesamt weitgehend guter Prognose.

1.6   Säuglingsphase bis Abschluss der Pubertät

Die vielfältigen Fehlentwicklungsmöglichkeiten der einzelnen Abschnitte des Bewegungssystems finden sich in ▶ Kap. 3.

Literatur

Moore KL, Persaud TVN: The Developing Human; 7th Ed. Saunders 2003

Kinderorthopädische Untersuchung

J. Matussek

J. Matussek, *Kinderorthopädie und Kindertraumatologie*,
DOI 10.1007/978-3-642-39923-7_2, © Springer-Verlag Berlin Heidelberg 2013

2

Die sorgfältige kinderorthopädische Untersuchung stellt den wichtigsten Schritt in der Betreuung des jungen Patienten dar. Eine umsichtige Untersuchung führt zu einer optimalen Behandlung des Kindes, einem Vertrauensgewinn auf Seiten der Eltern und resultierend zu einem positiven Feedback für den betreuenden Arzt.

2.1   Rolle des Arztes

Da die meisten Kinder, die über ihre Eltern und Hausärzte in der Sprechstunde vorgestellt werden, keiner besonderen Behandlung bedürfen und »normal« sind, fällt dem Kinderorthopäden folgende Rolle zu:

- Schaffung einer kinderfreundlichen Umgebung, in der altersentsprechend eine angenehme Atmosphäre entsteht, um so das für die Untersuchung notwendige Vertrauen zu erlangen (patientenzentrierte Betreuung)
- Kalkulation genügender Konsultationszeit auch für die Eltern zur Erklärung von Krankheitsbildern und der natürlichen Entwicklungsgeschichte von primär unklaren Erscheinungen
- Erforschung der wahren Problemkonstellation: Liegt das Problem bei den Eltern oder beim Kind? Wie wird die Problematik von den Eltern, wie vom Kind geschildert?
- Kindgerechte Untersuchungstechniken: beim Kleinkind auf dem Schoß der Mutter, beim älteren Kind in der Spielecke oder auch auf dem Flur, beim behinderten Kind möglichst auf einer Turnmatte bodennah, ggf. in engem Kontakt mit dem Elternteil; bei Ängstlichkeit des Kindes möglicherweise spielerische Untersuchung des älteren Geschwisters oder eines Elternteils
- Ausschluss relevanter pathologischer Entwicklungen
- Aufklärung über Variationen des Normalen ohne Zwang einer sofortigen definitiven Diagnose

2.2   Anamnese

Jede Erhebung der Problemlage sollte mit der Befragung der Eltern bezüglich Beginn, Dauer und Schwere der Erkrankung (»der Besonderheit«, »der Veränderung«) des Kindes beginnen. Es sollte die Frage gestellt werden, ob sich der Zustand schrittweise verschlechtert oder momentan gerade wieder bessert. Die Beschreibung eines Schmerzes und sein genauer regionaler Entstehungsort sollte so exakt wie möglich eingefordert werden. Von Interesse sind die genauen Lebensumstände des Kindes einschließlich einer präzisen Bewegungs- und Sportanamnese. Auch sollten bereits durchgeführte Behandlungen und etwaige positive Effekte dargestellt werden.

In der Schwangerschaftsanamnese müssen erfragt werden: Erkrankungen in der frühen Schwangerschaft, Lagebesonderheiten des Kindes (Steißlage, Stirnlage etc.) und im Besonderen Frühgeburtlichkeit bzw. Geburtsbesonderheiten, Aufenthalte auf Intensivstationen, postpartale Gelbsucht des Kindes.

Die Familienanamnese gibt Aufschluss über hereditäre Faktoren der präsentierten Problematik: Insbesondere Auffälligkeiten bei Geschwistern des betroffenen Kindes sind zu erfragen. Eheschließungen innerhalb der Familie sind bezüglich gewisser rezessiver Vererbungsmuster von Interesse, genauso Besonderheiten bei früheren Narkosen anderer Familienmitglieder (Blutungsproblematiken).

> **Tipp**
>
> Die Sozialanamnese hilft bei der realistischen Einschätzung psychosomatischer Komponenten, insbesondere bei Verdacht auf eine nicht-organische Erkrankung.

Die Impfanamnese, z. B. bezüglich Poliomyelitis bzw. Haemophilus influenzae B, kann von Interesse sein.

Die Wachstumsbeurteilung des Kindes schließlich hilft bei der Einschätzung einer normalen oder retardierten Entwicklung: Hier sind die Größenverhältnisse der Kindergruppen beispielsweise im Kindergarten oder in der Schule im Verhältnis zu dem kleinen Patienten relevant. Die Größe der Eltern und etwaiger Geschwister ist zu registrieren. Die Menarche beim Mädchen ist ein wichtiger Meilenstein in der letzten Wachstumsphase vor Erreichen der Skelettreife (ca. 2–2,5 Jahre nach der ersten Monatsblutung). ◘ Tab. 2.1 gibt einen Überblick über die motorische Entwicklung.

2.3   Körperliche Untersuchung

In diesem Abschnitt werden allgemeine Untersuchungstechniken besprochen, während regionale Besonderheiten in den ► Kap. 3–6 beschrieben werden.

◘ Tab. 2.1 Meilensteine der motorischen Kindesentwicklung	
Entwicklungsmeilensteine	Alter
Rotation um die Körperachse (»sich drehen«)	6 Monate
Selbstständiges Sitzen	9 Monate
Sich an Gegenständen hochziehen	12 Monate
Alleine gehen	15 Monate
Sicheres Rennen	24 Monate
Hüpfen im Einbeinstand	5 Jahre

2.3.1 Erhebung eines Gesamteindrucks

Zunächst hilft der Gesamteindruck dem Untersucher, systemische orthopädische Probleme nicht zu übersehen: Der erste Eindruck des sich spielerisch bewegenden Kindes (in Unterwäsche) hilft, das spezifische lokale Problem besser zu verstehen. Wenn es um Plattfüße geht, mag eine allgemeine Gelenklaxität von Interesse sein; wenn es um Hohlfüße geht, muss zunächst auch die Rückenbeweglichkeit mitbeurteilt werden (dysraphische Fehlbildungen). Steht das Becken schief, kann eine versteckte Skoliose im Hintergrund stehen. Ein Innenrotationsgangbild folgt zumeist bestimmten Gesetzmäßigkeiten von Rotation und Version verschiedener Abschnitte der unteren Extremitäten.

Die allgemeine Haltung des Kindes ist zu beurteilen, Dysproportionen und Asymmetrien sind festzustellen.

Orientierende neurologische Untersuchung
- Krafttest
- Gefühl für Berührung, Vibration, Position
- Sehnen- und Hautreflexe
- Plantarreflex (Babinsky-Test)
- Gowers-Test

Der Plantarreflex durch Reizung der Fußsohle (häufig durch eine Fluchtreaktion beantwortet) führt bei Kindern bis spätestens zum 18. Monat zu einer Dorsalextension der Großzehe (Babinsky-Test). Sollte dies auch beim älteren Kind auftreten, ist das als abnormal zu werten. Zusammen mit einer Veränderung des Muskeltonus kann ein abnormaler Plantarreflex ein Indiz für eine infantile Zerebralparese sein.

Ein positives Gowers-Zeichen liegt dann vor, wenn ein Kind ab dem 4. Lebensjahr aus der liegenden Position sich nur unter Zuhilfenahme stützenden Händedrucks auf Knie- und Oberschenkel in die Vertikale aufrichten und dort stabilisieren kann. Dies spricht für eine Schwäche der proximalen Muskelgruppen, z. B. bei Muskeldystrophie Duchenne.

Beurteilung des Gangbild
- Abnormale Bewegungen der oberen Extremitäten (Verminderung des Armschwungverhaltens) als Zeichen für Trauma oder infantile Zerebralparese
- Feststellung athetoider (»schlangenförmiger«) oder spastischer Bewegungen
- Grad des Einwärts- oder Auswärtsdrehens der Füße
- Grad des Spitzfußgehens
- Beurteilung des Abrollverhaltens des Fußes
- Beurteilung des Einbeinstands und Einbeinhüpfens als motorischer Globaltest ab dem 5. Lebensjahr

---

Asymmetrien der Bewegung der unteren Extremitäten werden als **Hinken** bezeichnet. Ursachen können Schmerz, Verkürzung oder Instabilität des Becken-Hüft-, Knie- oder Sprunggelenkkomplexes sein. Typische Ursachen sind:
- Hinken durch steifes Knie
- Hinken durch schwachen M. quadriceps mit Genu recurvatum und fixiertem Spitzfuß
- Hinken durch fixierten oder dynamischen (passiv korrigierbaren) Spitzfuß
- Hinken durch Fallfuß bei Fußheberschwäche mit typischem »Storchen-« oder »Steppergang«

2.3.2 Wirbelsäule

Beim aufrecht stehenden Kind wird durch eine 360°-Umrundung ein Eindruck der physiologischen Verkrümmungen in der Sagittalebene gewonnen, während für die Frontalebene von vorne und hinten eine weitgehende Symmetrie zu erwarten ist. Durch ein Vorneigen des Kindes bei durchgestreckten Knien und eine Peilung entlang der Dornfortsätze lassen sich abnorme Rotationen der Wirbelkörper und mit ihnen ein asymmetrischer Lendenwulst bzw. eine Rippenvorwölbung (»Rippenpaket« oder »Rippenbuckel«) feststellen. Ein Lot sollte vom Dornfortsatz C7 bis zum Sakrum gefällt werden. Abnorme Behaarungen oder Pigmentierungen über den Dornfortsätzen (angeborene Spinalkanaldeformierungen) interessieren ebenso wie die fleckförmigen Pigmentstörungen (»Cafe-au-lait«-Flecke: Größe und Anzahl weisen auf eine Neurofibromatose hin).

Bei den dynamischen Untersuchungen interessieren die Bewegungsausmaße, v. a. bei Vornüberneigung (Fingerspitzen-Boden-Abstand) und etwaige Störungen der Seitneigung. Zu beobachten ist, ob sich alle Abschnitte der Wirbelsäule richtig entfalten oder ob hier segmentale Hypomobilitäten insbesondere im Lendenwirbelsäulen-Becken-Bereich auftreten: Eine reflexartige Hypomobilität der LWS, des Beckens und der Kniebeuger durch meist intraspinale Prozesse tritt gerade bei Kindern und Jugendlichen als Hüft-Lenden-Strecksteife (»fixed lumbar lordosis«) weitgehend schmerzfrei auf: Klinisch lassen sich diese Kinder im Liegen wie ein Brett an den Füßen hochheben (»Brettsyndrom«). Beim Gehen zeigt sich in diesem Fall der typische Schiebegang mit nach dorsal rotiertem und hypomobilem Becken, fixierter LWS (meist in Steilstellung) und harter paravertebraler Muskulatur.

Ein mobiles Wirbelgleiten im lumbosakralen Übergangsbereich kann durch einen Gefügesprung entlang der Dornfortsätze zwischen dem 4. und 5. Lendenwirbeldornfortsatz beobachtet werden (»Skischanzenzeichen«).

Mögliche Symptome im Bereich der kindlichen Wirbelsäule
- Hüftlendenstrecksteife
- Brettsyndrom
- Skischanzenzeichen
- »Cafe-au-lait«-Flecken
- Schiebegang
- Lendenwulst und Rippenpaket (»Buckel«)

2.3.3   Untere Extremitäten

Trendelenburg-Test
- Ziel: Feststellung der Effektivität der Hüftgelenksabduktoren und der Stabilität des Hüftgelenks.
- Durchführung: Das Kind steht im Einbeinstand, der Untersucher beobachtet das Becken von dorsal.
- Negativer Test: Das Becken bleibt horizontal im Raum oder hebt sich leicht auf der Seite des Schwungbeins.
- Positiver Test: Das Becken senkt sich auf der Schwungbeinseite, der Oberkörper sucht Stabilität durch Verlagerung über das Standbein (Duchenne-Zeichen).
- Interpretation: positiv bei Hüftgelenkinstabilität, Hüftschmerz, Schwäche der Hüftabduktoren oder Schenkelhalsverkürzung.

Brettchentest
- Ziel: Vermessung von Beinlängenunterschieden, Untersuchung von fixierten oder dynamischen Beckenasymmetrien.
- Durchführung: Der Untersucher steht hinter dem Kind und palpiert die posteriosuperioren Spinae iliacae (behelfsmäßig die Beckenkämme). Brettchen werden unter der offensichtlich verkürzten Seite bis zur Horizontalisierung unterfüttert.
- Störung des Tests: fixierte Kontrakturen eines oder mehrerer Gelenke der unteren Extremität
- Interpretation: Vermessung des wahren Beinlängenunterschieds.

Vermessung der anatomischen Beinlänge
- Ziel: Vermessung von Beinlängenunterschieden mit Maßband bei fixierten Kontrakturen.
- Durchführung: Das Kind liegt auf dem Rücken auf der Liege. Das gesunde Bein wird zum einen normal, zum anderen in der gleichen Position wie das kontrakte, »verkürzte« Bein gelagert. Messung mit dem Maßband von der anterosuperioren Spina iliaca bis zur Spitze des medialen Malleolus beidseits. Alternativ Messung vom Bauchnabel zur Spitze des medialen Malleolus beidseits.
- Interpretation: Feststellung des Ausmaßes des »wahren« und des »funktionellen« Beinlängenunterschiedes. Bei einseitigen Hüftadduktionskontrakturen ist das Bein funktionell kürzer, bei Abduktionskontrakturen ist das Bein funktionell länger.

Galeazzi-Test
- Ziel: Feststellung des Ortes der Verkürzung im Falle einer echten Beinverkürzung (Unter- oder Oberschenkel).
- Durchführung: Das Kind liegt auf dem Rücken, die Hüften und Knie werden rechtwinkelig gebeugt gehalten. Dann wird tangential über die Patellae gepeilt, ob die Oberschenkel gleich lang sind. Das Kind wird danach auf den Bauch gedreht, Hüften gestreckt, Knie rechtwinkelig gebeugt, Füße rechtwinkelig im OSG gehalten, um dann tangential über die Fersen zu peilen.
- Interpretation: Differenzierung der jeweiligen Anteile, den Ober- und Unterschenkel an der Gesamtbeinverkürzung haben.

Test des Rotationsprofils
- Ziel: Feststellung altersentsprechender oder pathologischer Torsionen zwischen Hüftgelenk und Fuß.
- Durchführung:
  - Fußprogression: Beschreibung der Zeigerichtung des Fußes während des Gehens in Relation zum Gesamtbein. Dies entspricht dem Winkel zwischen der Beinachse beim Stehen und Gehen und dem Abweichen der Fußachse aus dem nach vorne zeigenden Richtungsvektor.
  - Fußachse: In Rückenlage wird der kindliche Fuß vorsichtig im Sprunggelenk in die Normal-Null-Position bewegt und das etwaige Vorliegen eines Sichelfußes (Metatarsus adduktus, Pes adduktus) festgestellt.
  - Oberschenkelfußachse als Maß der Tibiatorsion: In Bauchlage bei 90° gewinkeltem Knie wird in gehaltener Ruhestellung des Fußes (Normal-Null-Position) der Winkel zwischen imaginärer Oberschenkelachse und Fußachse in der Sicht von oben bestimmt.
  - Transmalleoläre Achse: Im Sitzen mit 90° gebeugtem und angenäherten Knien wird die transmalleolären Achse durch Palpation der Knöchel festgestellt. Der Außenknöchel liegt normalerweise um 20° nach hinten versetzt. Eine Transmalleolarachse, die z. B. in gleicher Ebene mit der Frontalachse steht, indiziert eine Tibiaeinwärtsdrehung von 20°.

- Rotationsprofil der Hüften: In Bauchlage werden die Knie approximiert und 90° gebeugt, dann die Unterschenkel nach außen fallen gelassen (Hüftinnenrotation) bzw. nach innen bewegt (Hüftaußenrotation).
- Interpretation: Diese Tests geben bei einwärts oder auswärts gedrehtem Gehen Aufschluss darüber, ob die Abnormalität in Femur, Tibia oder Fuß zu suchen ist.

2.3.4 Hüfte

Globaler Abspreiztest (Säugling)

- Ziel: orientierende Feststellung der Abspreizbeweglichkeit der Säuglingshüfte als sensibler Test für eine Hüftdysplasie mit beginnender Kopfdezentrierung.
- Durchführung: Der Test erfolgt in Rückenlage des Säuglings mit 90° Beugung von Hüften und Knien, wobei der Untersucher mit seinen Handflächen die Knie umfasst, sodass die Zeigefinger auf den großen Trochanteren und die Daumen auf den kleinen Trochanteren zu liegen kommen. Vorsichtige Abspreizung und Feststellung einer möglichen Seitenungleichheit. Beobachtung asymmetrischer Weichteilverhältnisse, auch in Bauchlage.
- Interpretation: In den ersten 14 Lebenstagen ist eine Abspreizung bis 90° beidseits möglich. Bis zur 12. Lebenswoche erfolgt eine physiologische Reduktion der Abspreizung auf ca. 75° beidseits. Abspreizdefizite auf einer Seite sind immer Zeichen einer Hüftgelenkunreife oder anderweitigen Pathologie.

Ortolani- oder Barlow-Test (Säugling)

- Ziel: Feststellung einer dysplastischen Hüftgelenkspfanne mit (Sub-)Luxierbarkeit des Hüftkopfes und späterer Reposition beim jungen Säugling (Durchführung nur, wenn sonographische Geräte fehlen).
- Durchführung: In Rückenlage des Säuglings werden Hüfte und Knie 90° gebeugt, wobei der Untersucher mit seinen Handflächen die Knie umfasst, sodass die Zeigefinger auf den großen Trochanteren und die Daumen auf den kleinen Trochanteren zu liegen kommen. In Adduktionsstellung der Hüften wird nun auf der zu prüfenden Seite axial Druck über das Kindesknie in Richtung Liege ausgeübt und parallel dazu langsam die Hüfte abgespreizt. Der zuvor dislozierte Hüftkopf springt unter der Abspreizung mit einem fühlbaren Schnappen (unter den Fingern des Untersuchers) in die Pfanne zurück.
- Interpretation: Luxierbarkeit des Hüftkopfes spricht für eine azetabuläre Unreife (Dysplasie) mit allen ihren Konsequenzen.

❗ Cave

In der Neugeborenenphase bis zum 14. Lebenstag können auch gesunde Hüften einen positiven Test bieten.

Thomas-Test (Kinder und Jugendliche)

- Ziel: Feststellung fixierter (Beuge-)Kontrakturen.
- Durchführung: Um eine Seite zu prüfen, ist die jeweils andere Seite im Hüftgelenk maximal zu beugen. Parallel wird geprüft, ob die LWS flach auf der Untersuchungsliege zu liegen kommt. Der zu prüfende Oberschenkel sollte flach auf der Liege verbleiben; hebt er sich ab, liegt eine fixierte Beugekontraktur vor.
- Interpretation: Die Beugekontraktur der Hüfte ist ein Kardinalsymptom für eine Vielzahl von Erkrankungen der Hüfte und wichtige Ursache für posturale Fehlstellungen der Lendenwirbelsäule (Hohlkreuz).

Hüftbeweglichkeitstest in allen Raumebenen (Kinder und Jugendliche)

- Ziel: Feststellung anderweitiger Fehlbewegungen und Kontrakturen.
- Durchführung: In Rückenlage werden unter Fixierung des Beckens (Palpation der Spinae iliacae) Beugung, Streckung, Abspreizung und Anspreizung sowie Rotation geprüft. Abspreizung der zu untersuchenden Seite gelingt am besten unter gleichzeitiger maximaler Abspreizung der Gegenseite.
- Interpretation: Erkrankungen mit Hüftgelenkerguss und erheblicher Irritabilität verlieren zuerst die Fähigkeit der Einwärtsdrehung und der Abduktion in 90° Hüftbeugung.

Hüftinstabilitätstest nach Tschauner (Jugendliche)

- Ziel: Feststellung azetabulärer Dysplasien mit Irritation des Pfannenrands und ggf. Labrum-acetabulare-Läsionen beim Jugendlichen bei spät erkannter Hüftdysplasie.
- Durchführung: In Rückenlage werden die Hüfte und das Knie 90° gebeugt, dann die Hüfte 20° einwärts rotiert und adduziert. Der Untersucher übt axialen Druck auf das Knie in Richtung Liege aus. Der Test gilt bei Schmerzen in der Leistenregion als positiv.
- Interpretation: positive Tests bei azetabulären Dysplasien mit Pfannenrand- und Labrumüberlastungen.

Test der »Schnappenden Hüfte« (Jugendliche)

- Ziel: Feststellung eines Schnappphänomens (Coxa saltans) eines straff gespannten Tractus iliotibialis über wachsenden Trochantermassiven mit Schleimbeutelirritation.

- Durchführung: In bequemer Seitlage wird das Hüftgelenk bei Beugung des Kniegelenks überstreckt. Der Untersucher rotiert das Hüftgelenk mithilfe des Unterschenkels und adduziert gleichzeitig in der Hüfte. Dabei wird die Trochanterregion betastet und ein ggf. schmerzhaftes Schnappphänomen festgestellt.
- Interpretation: Bei schmerzhaftem Schnappen des Tractus über dem Trochantermassiv in Adduktion und Rotation ist eine adäquate Therapie einzuleiten.

2.3.5 Knie

Leitsymptom Schwellung

Unterscheidung zwischen lokalisierter Schwellung (z. B. M. Osgood-Schlatter) und generalisierter Schwellung (z. B. reaktive oder septische Arthritis). Gelenkergüsse zeigen sich durch Vorwölbung des suprapatellaren Rezessus (kräftiger Erguss) oder durch Vorwölbung nur der kollateralen Rezessus (geringerer Erguss). Test der »tanzenden Patella«: Hierbei streicht der Untersucher kraniokaudal den Inhalt des oberen Rezessus unter die Patella aus und prüft mit dem anderen Zeigefinger durch Andruck die »weiche Polsterung« der Patella aufgrund etwaiger intraartikulärer Ergussflüssigkeit.

Leitsymptom Achsendeformität

Beim Gehen sind Achsenabweichungen in der Frontalebene (Varus/Valgus) und in der Sagittalebene festzustellen (z. B. Beugekontrakturen). Ein gesundes 2-jähriges Kind hat meist ein leichtes Genu varum; ein gesundes 4-jähriges Kind neigt zu einem Genu valgum. Beim Ausgewachsenen zeigt sich ein Genu valgum von ca. 5–10°.

Patellastabilitätstest

- Ziel: Feststellung einer Instabilität im Femoropatellargelenk oder einer Patellalateralisation.
- Durchführung: Lateraldruck gegen die Patella in Extension, um dann das Knie langsam zu beugen.
- Interpretation: Unangenehme Gefühle sind als normal zu werten, Gegenwehr gegen die Beugung spricht für einen positiven Test mit Instabilität und entsprechenden Schmerzen.

Zohlen-Test

- Ziel: Feststellung von patellofemoraler Chondromalazie oder schmerzhafter Krepitation.
- Durchführung: manueller Andruck der Kniescheibe bei Aufforderung, den Quadrizepsmuskel anzuspannen.
- Interpretation: positiv bei atypischer Knorpelkonsistenz (Chondromalacia patellae) oder bei Patellalateralisation.

Stabilitätstest des Kreuzband- und Kollateralbandapparats

- Ziel: Feststellung von Bandinstabilitäten.
- Durchführung:
  - **Lachman-Test:** in 20° Kniebeugung Durchführung einer Schubladenbewegung des Tibiakopfes nach vorne und hinten.
  - **Kollateralbandtest:** in 20° Kniebeugung Valgus- und Varusstress.
- Interpretation: Abnormale Bewegungen in anteroposteriorer Richtung haben entweder angeborene Defizienzen der Kreuzbänder als Ursache (z. B. bei proximaler fokaler Femurverkürzung oder Kreuzbandaplasie) oder sind beim älteren Kind und Jugendlichen traumatisch bedingt. Kollateralbandinsuffizienzen sind häufig bei angeborenen Achsendeformitäten zu finden.

2.3.6   Oberes Sprunggelenk und Fuß

Deformitäten des Fußes können mit 10 Kriterien beschrieben werden:
- Sprunggelenk in Hacken- oder Spitzfußstellung
- Subtalargelenk in Varus- oder Valgusstellung
- Längsgewölbe in Planus- oder Exkavatusstellung
- Vorfuß in Abduktions- oder Adduktionsstellung
- Vorfuß in Einwärtsdrehung (Pronation/Eversion) oder in Auswärtsdrehung (Supination/Inversion)

Die Untersuchung erfolgt nach folgenden Grundsätzen:
- Die Tendenz zur Valgusstellung der Ferse bei Belastung des Fußes ist normal.
- Je jünger das Kind, desto »plattfüßiger« das normale Gangbild (bedingt auch durch Fußsohlenfett).
- In der ersten Lebensdekade richtet sich das Längsgewölbe des Fußes durch zunehmende Muskelkraft zur Form des Erwachsenenfußes auf.
- Die Sohlenregionen mit unterschiedlicher Hautkonsistenz indizieren die typische Belastung des Fußes.
- Das Abschleifmuster der Schuhsohlen lang getragener Schuhe zeigt ebenso wie Verformungen des Schuhaufbaus einen aufsummierten »Fingerabdruck« der Fußfunktion.
- Muskelimbalancen sind häufig Ursache für Fußdeformitäten: Die Peronealmuskulatur ist häufig schwach bei sog. neuropathischen Füßen.

Typische Ätiologie für Fußdeformitäten
- Strukturell: Klumpfuß
- muskulär: Muskeldystrophie Duchenne
- periphere Neuropathie: hereditäre motorisch-sensible Neuropathie (HMSN)
- Nervenwurzel: spinale Dysraphie (Spina bifida)
- zentrale Neuropathie: infantile Zerebralparese

Test auf Knick-Senk-Fuß und Plattfuß

- Ziel: Unterscheidung zwischen haltungsschwachem oder haltungsinsuffizientem Knick-Senk-Fuß und fixiertem Plattfuß.
- Durchführung:
  - **Blickrichtung von hinten auf die Füße des stehenden Kindes:** Feststellung des flachen Längsgewölbes und der Fersenvalgusstellung. Aufforderung zum Zehenspitzenstand: Bei guter Kraft und Flexibilität im Subtalargelenk findet eine Aufrichtung des Längsgewölbes und eine Varusbewegung der Ferse statt.
  - **Blickrichtung von der Seite auf das Längsgewölbe:** Hebung des großen Zehs in Dorsalextension und Feststellung der nun stattfindenden Längswölbung des Fußes.
  - **Längsgewölbetest nach Matussek:** Aufforderung an das Kind, sich auf ein Bein zu stellen; Platzierung der Finger des Untersuchers unter das Längsgewölbe und Palpation des Os naviculare in der Mitte des Längsgewölbes. Bei einem nicht korrigierbaren Plattfuß wird das gesamte Körpergewicht auf die Finger des Untersuchers übertragen. Im Gegensatz dazu ergibt sich beim haltungsschwachen Fuß trotz Vollbelastung des Fußes nur ein geringer Druck auf Höhe des Os naviculare.
  - **Brettchentest nach Coleman:** Ein dickerer Holzblock (2 cm) wird schräg unter dem Fuß positioniert, sodass Ferse und Metatarsale V auf dem Block stehen, Metatarsale I hingegen auf den Untergrund fällt. Bei fixierter Vorfußpronation (z. B. beim Ballenhohlfuß mit Fersenvarus und fixierter Vorfußpronation bei der Charcot-Marie-Tooth-Erkrankung [HMSN Typ I]) korrigiert sich der Rückfuß zur Normalität oder zur leichten Valgusstellung. Beim Klumpfuß oder fixierten Plattfuß ergibt sich keine Korrektur.
- Interpretation: Kongenitale Plattfüße ebenso wie Füße mit tarsalen Koalitionen richten sich nicht im Zehenspitzenstand auf. Sie müssen behandelt werden. Flexible, schmerzfreie Knick-Senk-Füße oder Plattfüße in der ersten Lebensdekade können beobachtet werden (Sporttherapie). Später erfolgt bei weiter

bestehender Fehlstellung eine operative Korrektur oder alternativ lebenslange Einlagen- bzw. Fußorthesenversorgung zur Schmerzprophylaxe. Bei neuromuskulären Erkrankung (infantile Zerebralparese, Spina bifida, HMSN Typ I) erfolgt im Allgemeinen zu allen Wachstumszeiten eine Einlagen- bzw. Fußorthesenversorgung, gelegentlich auch eine operative Korrektur.

2.3.7 Obere Extremitäten

Schulter

- Schulterkonturen: Feststellung von Osteochondromen des proximalen Humerus; Feststellung eines »Schulterflügelfells« (Pterygium collis), eines tiefen Nackenhaaransatzes; Feststellung asymmetrischer Skapulae bei der Sprengel-Deformität mit ggf. tastbaren Os omovertebrale am seitlichen Nacken; Feststellung tastbarer Klavikuladefekte oder Verkürzungen, ggf. Pseudarthrosen.
- Schulterbeweglichkeit: Feststellung der Beweglichkeit im glenohumeralen und skapulothorakalen Gelenk durch intermittierende Stabilisierung der Skapula; Feststellung aktiver und passiver Beweglichkeit.
- Schulterstabilität: Feststellung der vorderen und hinteren Stabilität des Humeruskopfes im Gelenk durch Druckausübung; Feststellung der vorderen Schulterinstabilität durch vorsichtige Forcierung der Abduktion und Außenrotation (Apprehension-Test).

Ellenbogen

- Ellenbogenkonturen: Feststellung von Schwellung und Deformitäten; Feststellung von Abweichungen des normalen Ellenbogenvalguswinkels von 10–15° in maximaler Extension (»Tragewinkel«).
- Ellenbogenpalpation: Feststellung von schmerzhaften Regionen im Bereich der Kondylen und des Olekranons; Feststellung der Form und Beweglichkeit des Radiusköpfchens.
- Ellenbogenbeweglichkeit: Feststellung normaler Umwendbewegungen des Unterarms (Defizite bei radioulnärer Synostose) sowie von Beugung und Streckung (Beugedefizite bei alter Monteggia-Fraktur oder kongenitaler Radiusköpfchenluxation).

Handgelenk

- Handgelenkkonturen: Feststellung von generalisierten oder lokalisierten Schwellungen; Feststellung eines palpablen, sichtbaren Ellenköpfchens (Madelung-Deformität).
- Handgelenkbeweglichkeit: Feststellung einer Hyperlaxizität des Kapsel-Band-Apparats.

Hand

- Allgemeiner Handaspekt: Feststellung einer generalisierten Erkrankung mit typischer Handmanifestation (Arachnodaktylie bei Marfan-Syndrom, Clinodaktylie, Syndaktylie, Kamptodaktylie etc. bei kongenitalen Syndromen; ► Abschn. 3.3).
- Allgemeine passive und aktive Beweglichkeit: Feststellung einer möglichen Hyperlaxizität oder Hypomobilität der Finger.
- Allgemeine neurologische Handuntersuchung: Bewegungsfunktionen, Schweißsekretionsmuster

Literatur

Broughton NS (ed.) (1997) A textbook of paediatric orthopaedics (from the Royal Children's Hospital Melbourne). London: Saunders

Hefti F (2009) Kinderorthopädie in der Praxis. Heidelberg: Springer

Staheli LT (2002) The Practice of Pediatric Orthopaedics. Lippincott Williams & Wilkins

Erkrankungen der kindlichen Bewegungs- und Halteorgane

J. Matussek

J. Matussek, *Kinderorthopädie und Kindertraumatologie*,
DOI 10.1007/978-3-642-39923-7_3, © Springer-Verlag Berlin Heidelberg 2013

3.1 Wirbelsäule und Thorax

Wirbelsäulenprobleme bei Kindern haben das Potenzial zu erheblichen Deformitäten während des weiteren Wachstumsverlaufes und müssen dementsprechend äußerst ernst genommen werden. Rückenschmerzen bei Kindern sind ungewöhnlich und haben häufig eine spezifische Erkrankung als Ursache. Leichte Rumpfasymmetrien dagegen werden häufig in den ersten Wachstumsjahren diagnostiziert, haben aber meist keine Konsequenzen im weiteren Wachstumsverlauf, sofern Progredienzen ausgeschlossen werden können.

3.1.1 Entwicklung und Terminologie

In der Frontalprojektion sollte die Wirbelsäule während der Wachstumsphase weitgehend gerade sein. Im seitlichen Profil entwickelt sie sich von einer einzigen Großkurve bei Geburt zum bekannten dreifachen Kurvenmuster des Kindes (◘ Abb. 3.1 u. 3.2). Die Vermessung der physiologischen Verkrümmungen im Sagittalprofil wird im seitlichen Röntgenbild unter Nutzung der jeweiligen Wirbeldeck- und -bodenplatten der die Krümmung begrenzenden Wirbelkörper durchgeführt. Die thorakale Kyphose beträgt zwischen 20 und 40°: Werte darunter werden als Hypokyphose (◘ Abb. 3.3), Werte darüber als Hyperkyphose oder Rundrücken bezeichnet. Die lumbale Lordose liegt bei Werten zwischen 20–55°, Werte darunter werden als Hypolordose oder auch Flachrücken, Werte darüber als Hyperlordose oder Hohlrücken bezeichnet (◘ Abb. 3.4 u. 3.5).

3.1.2 Thoraxformvarianten: Trichter- und Kielbrust

Bei diesem Thoraxformvarianten handelt es sich um symmetrische oder asymmetrische Eindellung (**Pectus excavatum**) bzw. Anhebung des Brustbeins (**Pectus carinatum**) meist ohne klinische, aber mit psychosomatischer Relevanz. Eine Indikation zur Operation besteht nur bei Beeinträchtigung der Vitalkapazität oder der kardialen Funktionen, was äußerst selten der Fall ist. Kosmetische Überlegungen sind ggf. relative Operationsindikationen.

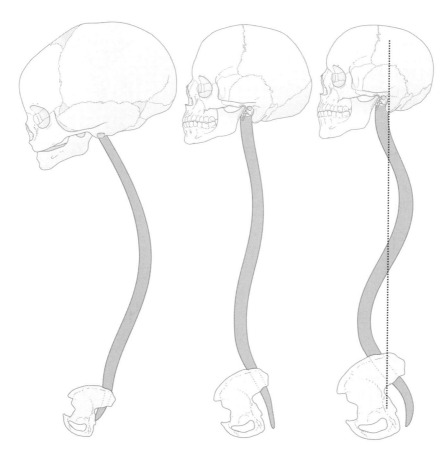

◘ Abb. 3.1 Entwicklung des seitlichen menschlichen Wirbelsäulenprofils vom Säugling bis zum Erwachsenen (Ontogenese)

3

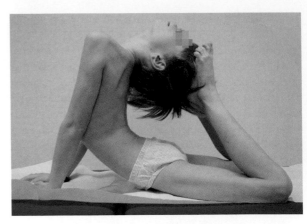

◧ **Abb. 3.3 Hypermobilität der kindlichen Wirbelsäule mit Hyperlordose**

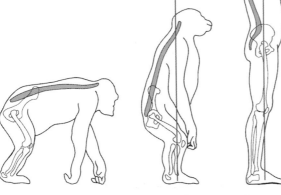

◧ **Abb. 3.2 Entwicklung des seitlichen Wirbelsäulenprofils bis zum aufrechten Gang (Phylogenese) (Aus: Wottke 2004)**

3.1.3 Diagnostik

— Anamnese
— klinische Untersuchung
— Messung der Steh- und Sitzgröße
— Skoliometermessung nach Goetze (◧ Abb. 3.6;
  ▶ Abschn. 3.1.6)
— Röntgen bei erheblichen Deformierungen
— 3D-Oberflächenvermessung des Rückens (Formetric-System; ◧ Abb. 3.7)

Anamnese

Folgende Fragen sollten zur Anamneseerhebung gestellt werden:
— Schwangerschafts- und Kleinkindproblematiken?
— Bestehen Schmerzen? Seit wann?
— Bisherige Behandlung?
— Sportliche Betätigung?
— Eintritt der Menarche beim Mädchen?
— Sonstige Erkrankungen?

Klinische Untersuchung

Die klinische Untersuchung bestimmt folgende Parameter:
— Taillendreieck
— Beckenposition (◧ Abb. 3.6)
— Asymmetrie:
  – seitliche Verbiegung, Rotation, Torsion
  – Verkürzung der Weichteile an der Konkavität
  – Druck auf Wirbelkörper, Bogenwurzel und Querfortsätze
  – »Rippenbuckel«, Lendenwulst, vorderer Thoraxeinziehung oder Thoraxasymmetrien

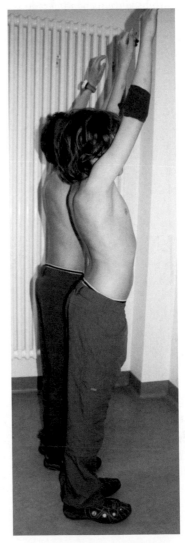

◧ **Abb. 3.4 Geschwisterpaar (zweieiige Zwillinge) mit normalem und hyperlordotischem Wirbelsäulenprofil**

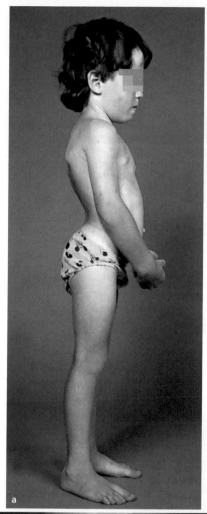

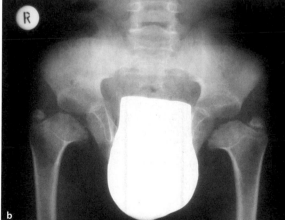

■ Abb. 3.5a,b Hyperlordose der lumbalen Wirbelsäule bei Hüft-beugekontraktur im Rahmen einer angeborenen epiphysären Hüftdysplasie. a Klinisch, **b** im Röntgenbild

— Haltungsinspektion im Stehen (■ Abb. 3.8)
— Vorneigetest (Finger-Boden-Abstand)
■ Mobilität, Seitneigung (■ Abb. 3.3)
■ Körpergröße, Sitz- und Stehgröße
■ neurologische Untersuchung (orientierend)

Bildgebende Verfahren

Bei erheblichen Deformierungen ist eine Röntgenaufnahme der gesamten Wirbelsäule (stehend, a.p. und seitlich) oder von Teilabschnitten, des linken Handskeletts (a.p.) zur Bestimmung des Knochenalters sowie ggf. Bending-Aufnahmen sinnvoll. Eine Übersicht über spezifische bildgebende Verfahren bei Wirbelsäulenerkrankungen zeigt ■ Tab. 3.1.

3.1.4 Differenzialdiagnose kindlicher Rückenschmerz

Rückenschmerzen sind bei Kindern meist durch eine relevante organische Erkrankung hervorgerufen. Schmerzen werden vom Kind gelegentlich reflektorisch ausgeschaltet oder gemildert, indem der lumbale Rückenstrecker- und Hüftstreckerkomplex aktiviert wird: Das führt zur Hüft-Lenden-Strecksteife (Brettsyndrom) verschiedenen Ausmaßes, wobei zur Schmerzvermeidung jegliche Flexion der LWS und der Hüftgelenke reflektorisch blockiert wird: Beim Anheben der Beine im Liegen werden Beine und Rumpf starr getreckt angehoben (»wie ein Brett«; ■ Abb. 3.9). Thorakolumbale Schmerzen mit Symptomen einer allgemeinen körperlichen Krankheit sprechen für einen entzündlichen Prozess auf Wirbelkörper- oder beim Kleinkind auch auf Bandscheibenebene (■ Tab. 3.2).

3.1.5 Spondylolyse und Spondylolisthesis

■ **Definition**
Die Unterbrechung des Isthmus, d. h. der Pars interarticularis des Wirbelbogens, wird als **Spondylolyse** bezeichnet. Charakteristisch ist die Lage der Spondylolyse, die sich radiologisch als Spalt zeigt: Sie findet sich im ventralen Teil des Isthmus, dicht an der Basis des Proc. articularis cranialis.

Als **Spondylolisthesis** (■ Abb. 3.10) wird die Ventralverschiebung des Wirbelkörpers mit den Proc. articulares craniales bezeichnet, die durch eine ossäre Kontinuitätsunterbrechung oder eine Verlängerung der Pars interarticularis bedingt ist.

Spondyloptose bezeichnet das komplette Abgleiten vor den darunter gelegenen Wirbel. Die Einteilung erfolgt nach Ursachen: dysplastisch, spondylolytisch, degenerativ, traumatisch oder kongenital.

3

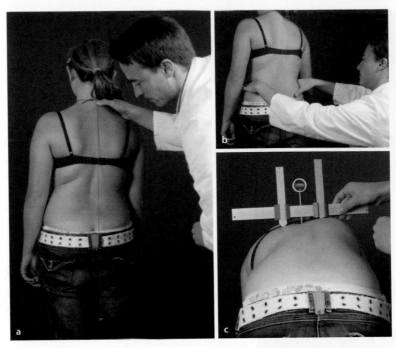

◨ **Abb. 3.6a–c Klinische Untersuchung der jugendlichen Wirbelsäule. a** Lotfällung, **b** Beckenstand, **c** Vermessung von Asymmetrien mit dem Skoliometer

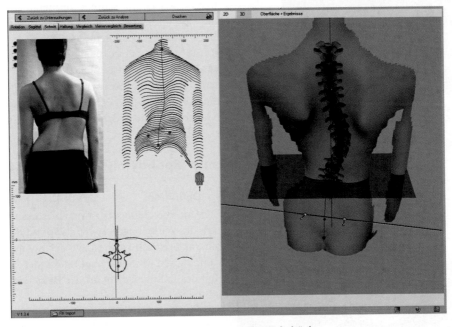

◨ **Abb. 3.7 Oberflächenoptometrie (Formetric-System) zur Vermessung der Wirbelsäule**

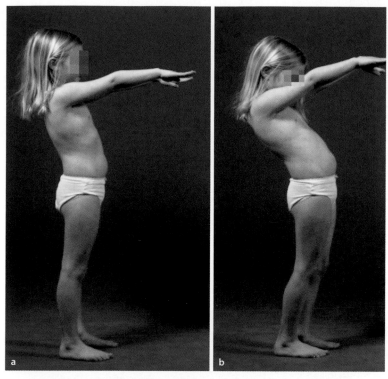

◨ **Abb. 3.8a,b** Evaluation der Haltungsschwäche im Haltungstest nach Matthiass: Beobachtung von Becken, Lendenlordose und Gewichtsverlagerung des Körpers über dem Becken. **a** Spontan, **b** nach 30 s

◨ **Tab. 3.1** Übersicht über spezifische bildgebende Verfahren bei Wirbelsäulenerkrankungen

Bildgebende Technik		Fragestellung
Röntgen-bild	a.p., stehend mit Beckenkämmen	Initialaufnahme bei Skoliose
	Seitlich, stehend	Initialaufnahme bei Kyphose, Lordose, Skoliose, M. Scheuermann
	Lumbal, 2 Ebenen und 45°-Schrägaufnahme	Initialaufnahme bei Spondylolyse, Spondylolisthesis
Kernspintomographie		Spinale Fehlbildungen, Rückenmarksverletzung, Bandscheibenprolaps, Diszitiden, allgemeine Rückenschmerzen
Computertomographie		Frakturen, Tumoren, Fehlbildungen
Szintigraphie		Suchmethode bei unklaren Rückenschmerzen, unklaren Infekten, unklaren Tumoren

■ **Epidemiologie**

Die Spondylolisthesis ist bei 2–4% der kaukasischen Bevölkerung anzutreffen, am häufigsten bei Eskimos (40%). Sie tritt häufig bei Leistungssportlern mit Hyperlordosebelastung der Lendenwirbelsäule (LWS) auf (Speerwerfer ca. 50%, Judokas, Kunstturner und Ringer 25%). Bei 80% der Patienten ist der LWK 5 betroffen, bei 15% der LWK 4.

■ **Äthiologie und Pathogenese**

Bei der Entstehung der Spondylolyse spielen mechanische Faktoren eine Rolle. Bei repetitiven Traumen, insbesondere bei forcierter Extension, kann es zur Frakturierung der Pars interarticularis und somit zur Spondylolyse des Wirbelbogens kommen. Neben den mechanischen sind auch genetische Faktoren für die Entstehung einer Spondylolyse von Bedeutung. Insbesondere können Dysplasien im Bereich der Wirbelbögen, die familiär gehäuft vorkommen, zur Spondylolyse führen.

◻ Tab. 3.2 Übersicht über die Ursachen von Rückenschmerzen bei Kindern und Jugendlichen

Ätiologie	Körperregion	Erkrankung	Klinik	Labor	Bildgebung	Behandlung
Infektion	Untere thorakale, lumbale Wirbelsäule	Diszitis, Spondylitis	Generalisiert krankes Kind, Fieber, Humpeln, Gehunwilligkeit	Initial BSG erhöht, dann später CRP	Szintigraphie/MRT, später im Röntgen Bandscheibenver-schmälerung	Antibiotika, Anal-getika, Becken-Bein-Gips
Stress-fraktur oder Trauma	L4/L5 oder L5/S1	Spondylolyse, Spondylolis-thesis	Rückenschmerz, ange-deutete Hüft-Lenden-Strecksteife	Normal	Röntgenschrägauf-nahme: Fraktur/ Lyse der Interarti-kularportion	Intermittiernde Korsettruhigstel-lung, ggf. Spondy-lodese
	Thorakal, lumbal	M. Scheuer-mann	Berührungsempfind-lichkeit, belastungs-abhängiger Rücken-schmerz	Normal	Röntgen: Keilform der Wirbelkörper, Schmorl-Knoten	Korsettversorgung
Tumoren	Alle Regionen	Osteoidosteom	Nachtschmerz, ASS-Ansprache	Normal	Typisches Szinti-gramm, MRT, Röntgen	En-bloc-Resektion, Thermoablation
		Eosinophiles Granulom (Vertebra plana)	Schmerzen, Rumpfschiefstand	Normal	Röntgen (Vertebra plana)	Medikamentös, selten Korrektur-spondylodese
		Andere Tumoren	Schmerzen, Rumpf-schiefstand, neurolo-gische Ausfälle	Meist nor-mal, Ausnah-me Ewing-Sarkom	MRT, ggf. Szinti-graphie	Operation
Degene-ration	L4/L5 oder L5/S1	Bandscheiben-prolaps	Schmerzen, Ischialgie, Rumpfschiefstand, neurologische Ausfäl-le, Hüft-Lenden-Streck-steife	Normal	MRT	Mikrochirurgische Operation
Arthritis	Thorakal	Rheumatoide (ankylosieren-de) Spondylitis (M. Bechterew)	Schmerzen, einge-schränkte Beweglich-keit von Wirbelsäule und Thorax	BSG erhöht, HLA-B27 positiv	Szintigraphie, Kalzifizierung der Facettengelenke	Medikamentös, Physiotherapie
Funk-tionell	Alle Regionen	Hysterie	Schmerz, Deformität, atypisches Muster	Normal	Normal	Psychosomatisch

ASS Acetylsalizylsäure, *BSG* Blutsenkungsgeschwindigkeit, *CRP* C-reaktives Protein, *HLA* humanes Leukozyten-Antigen-System

Die Spondylolisthesis entsteht durch übermäßige Be-lastung. Vor allem bei hochgradigen Lordosen wird die Interartikularportion zwischen oberen und unteren Ge-lenkfortsatz allmählich zermürbt. Besonders berufliche oder sportliche Belastung der Lendenwirbelsäule mit Hy-perextension kann zu solchen Erscheinungen führen. Sel-ten handelt es sich um eine Fraktur beider Isthmen (Spon-dylolisthesis traumatica) oder eine entzündliche oder tu-moröse Zerstörung der Interartikularportion (pathologi-sche Spondylolisthesis).

Etwa die Hälfte aller Lysen führt nicht zur Spondylolis-thesis. Auch wenn die Lyse eine Voraussetzung für die Spondylolisthesis ist, so spielen weitere Faktoren eine Rol-le, damit es zur Olisthesis kommt. Als Ursachen für das Einsetzen des Gleitprozesses bei bestehender Spondylolyse kann ein vergrößerter Kreuzbeinbasiswinkel oder eine Formänderung des Gleitwirbels sowie des Sakralwirbels verantwortlich sein. Eine trapezoide Form des LWK 5 mit abgerundeter Sakralbasis bietet ideale Voraussetzungen für das weitere Abgleiten. Auch eine lokalisierte Wirbelinstabi-lität mit abnorm starker Beweglichkeit des betreffenden Wirbels, d. h. eine übermäßige Laxität des betreffenden Diskus sowie mangelnde muskuläre oder ligamentäre Sta-bilität kann für eine Spondylolisthesis verantwortlich sein.

In etwa 70% der Fälle betreffen Lysis und Olisthesis den LWK 5. Es lässt sich feststellen, dass der Gleitprozess

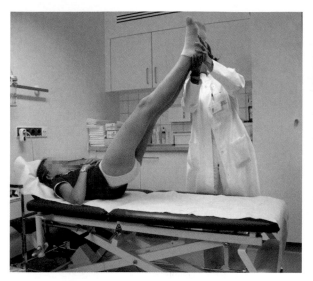

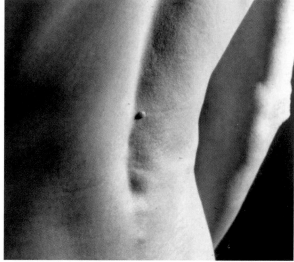

◨ **Abb. 3.9 Hüft-Lenden-Strecksteife (Brettsyndrom) bei patholo-gischen Prozessen der lumbalen Wirbelsäule**

◨ **Abb. 3.11** Sprungschanzenphänomen bei Spondylolisthesis

◼ **Diagnostik**
◼◼ **Klinische Untersuchung**
Die Spondylolyse besteht meist ohne Symptome. Gelegent-lich treten uncharakteristische Lumbalgien auf. Bei begin-nendem Gleitprozess werden lokale, hauptsächlich bewe-gungsabhängige Schmerzen beobachtet. Typisch für die Spondylolisthesis ist eine Stufenbildung im Bereich der betroffenen Wirbel, das sogenannte »Sprungschanzenphä-nomen« (◨ Abb. 3.11). Bei höhergradigen Gleitprozessen zeigen sich gelegentlich radikuläre Schmerzen und ggf. neurologische Ausfälle.

◼◼ **Bildgebende Verfahren**
Für das Ausmaß des Wirbelgleitens ist das Röntgenbild ent-scheidend. Die radiologische Diagnostik der Spondylolysis und Spondylolisthesis wird stehend in den Standardebenen einschließlich Funktionsaufnahmen in maximaler Ante- und Retroflexion durchgeführt. Zusätzliche Schrägaufnah-men zeigen am besten den Zustand einer Bogenspaltbil-dung. Sie erlauben eine Beurteilung, ob eine einseitige oder doppelseitige Lyse vorliegt (»scotty dog« = Wirbelbogen mit aufgehelltem Halsband, d. h. Wirbelbogen mit Lysezone).

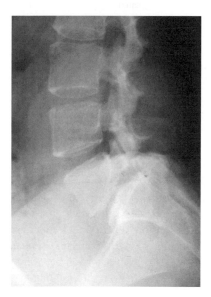

◨ **Abb. 3.10 Spondylolisthesis Grad 2 nach Meyerding**

meist in der Kindheit und Adoleszenz erfolgt und dass er sich zwischen dem 20. und 25. Jahr stabilisiert. Mit musku-lärer Verschlechterung kann es im weiteren Verlauf, oft nach dem 40. Lebensjahr, zu fortgeschrittenem Gleiten kommen.

◼ **Klassifikation**
Der Schweregrad des Gleitens wird nach Meyerding (1932) wiefolgt eingeteilt:
▬ Grad I: <25%
▬ Grad II: 25–50%
▬ Grad III: 51–75%
▬ Grad IV: >75%

Bei degenerativen Prozessen kann ein Abgleiten der Wirbel gegeneinander ohne Lyse beobachtet werden. Dies wird als **Pseudospondylolysthesis** bezeichnet. Manchmal kann eine zusätzliche Computertomographie bei der Diag-nosefindung hilfreich sein. Bei radikulärer Symptomatik sollte ein MRT durchgeführt werden. **Spondyloptosen** mit völligem Abkippen des Wirbels stellen sich im a.p.-Rönt-genbild als »umgekehrter Napoleonhut« dar (◨ Abb. 3.12).
Der Schweregrad der Spondylolisthesis wird durch das Schema nach Meyerding im sagittalen Röntgenbild ent-sprechend des Ausmaßes der Verschiebung klassifiziert:

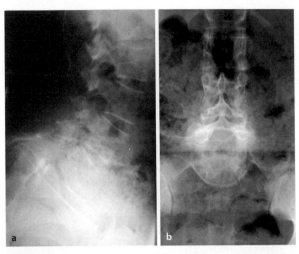

■ **Abb. 3.12a,b** Röntgenbild einer Spondyloptose. **a** a.p., **b** seitlich

— Stadium I: 1–25% (■ Abb. 3.13a)
— Stadium II: 26–50% (■ Abb. 3.13b)
— Stadium III: 51–75% (■ Abb. 3.13c)
— Stadium IV: 76–100% (■ Abb. 3.13d)

■ **Therapie**
■■ **Konservative Therapie**
Jugendliche, die wegen Spondylolyse oder leichter Spondylolisthesis (bis Stadium II) symptomatisch werden, sollten mit Physiotherapie behandelt werden. Bei frisch aufgetretener Spondylolyse oder leichter Spondylolisthesis kann eine Korsettbehandlung sinnvoll sein. Lordosierende sportliche Betätigung wie beispielsweise Kunstturnen sollte vermieden werden.

> **Tipp**
>
> Bei radikulären Beschwerden werden periradikuläre Injektionen empfohlen.

■■ **Operative Therapie**
Die Indikation zur operativen Therapie besteht bei persistierenden Beschwerden nach konservativer Therapie, Progredienz des Gleitprozesses im Wachstumsalter sowie bei motorischen Defiziten.

Bei Jugendlichen mit einer Spondylolyse oder leichter Spondylolisthesis (bis Stadium II) kann eine Direktverschraubung der Lysezone mit einer Hakenschraube durchgeführt werden. Dabei wird eine Schraube über die Spondylolysezone eingesetzt, die Lysezone selbst wird mit autologer Spongiosa aufgefüllt. Ansonsten ist eine Spondylodese des betroffenen Segments zu empfehlen.

Vor der Spondylodese sollten Funktionsaufnahmen zur Beurteilung der Segmentinstabilität angefertigt wer-

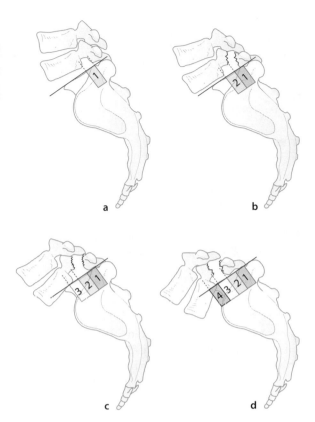

■ **Abb. 3.13a–d** Klassifikation der Spondylolisthesis nach Meyerding. **a** Stadium I, **b** Stadium II, **c** Stadium III, **d** Stadium IV

den. Bei guter Reposition kann ein alleiniges dorsales Vorgehen durch transforaminale lumbale interkorporelle Fusion (TLIF) erfolgen. Ist eine zusätzliche spinale Dekompression notwendig, kann auch eine posterolaterale intervertebrale Fusion (PLIF) angewendet werden. Ein zusätzlicher ventraler Eingriff (anteriore lumbale interkorporelle Fusion, ALIF) wird notwendig, wenn die abgerutschten Segmente schwer zu reponieren sind oder Schwierigkeiten beim Einbringen der dorsalen Cages auftreten.

Operationstaktik
— Entlordosierende Lagerung des Patienten auf dem Bauch.
— Medianer Längsschnitt.
— Darstellen der Wirbelbögen, Facettengelenke und Quervortsätze.
— Transpedikuläres Einbringen der Pedikelschrauben.
— Distraktion der Segmente, wodurch auch eine Reposition erzielt wird.

▼

- Bei TLIF: transforaminales Einbringen des Cages oder Knochenspans nach Ausräumen des Bandscheibenfachs.
- Bei PLIF: primär beidseitige Dekompression, danach epidurales Einbringen zweier Cages oder Knochenspäne nach Ausräumen des Bandscheibenfachs.
- Anschließend Kompression der Segmente und schichtweiser Wundverschluss.
- Bei der ALIF ist vor Einbringen der Pedikelschrauben eine Ausräumung des Bandscheibenfachs und Interposition eines autologen Knochenspans durch retroperitonealen Zugang notwendig.
- Im Falle einer Spondyloptosis kann die Resektion des komplett abgerutschten Wirbelkörpers notwendig werden.

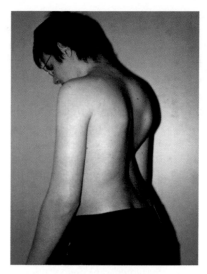

◙ **Abb. 3.14 Patient mit osteogener Skoliose**

Nachbehandlung Die Mobilisation des Patienten ist ab dem zweiten postoperativem Tag mit einer stabilisierenden Orthese möglich, die 6–8 Wochen getragen werden sollte. Eine isometrische krankengymnastische Beübung der Rückenmuskulatur ist 6–8 Wochen postoperativ zu empfehlen, danach vorsichtige Dynamisierung.

3.1.6 Skoliose

- **Definition**

Skoliose bedeutet pathologisch-anatomisch die seitliche Drehverbiegung der Wirbelsäule. Bei der groben, v. a. röntgenologischen Einteilung wird grundsätzlich eine funktionelle von einer strukturellen Skoliose unterschieden. Als **funktionelle Skoliose** wird der Zustand einer seitlichen Wirbelsäulenverkrümmung zusammengefasst, bei dem im Röntgenbild keinerlei Struktur- oder Formveränderungen an der Wirbelsäule nachweisbar sind. Darunter fallen z. B. ischiadische Schmerzskoliosen sowie statische Haltungsskoliosen durch Beckenasymmetrie und -schiefstand. Charakteristisch für die funktionelle Skoliose ist die einfache Biegung der Wirbelsäule ohne Rotationskomponente der Wirbel. Die Medianlinie wird hierbei, im Gegensatz zur strukturellen Skoliose, niemals mehrfach gekreuzt. Die funktionelle Skoliose ist reversibel, soweit die zugrunde liegende Störung der Haltungsasymmetrie zu beseitigen ist.

Eine Sonderform der funktionellen Skoliose ist die **Säuglingsskoliose**. Diese Form tritt im Alter von wenigen Monaten auf und ist durch einen langgestreckten, meist linkskonvexen, thorakolumbalen C-förmigen Bogen gekennzeichnet. Die Prognose dieser Skolioseform ist gut, eine Spontanheilung kann in über 96% erwartet werden.

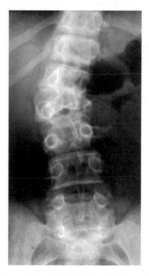

◙ **Abb. 3.15 Röntgenbild mit Keilwirbel als Ursache einer osteogenen Skoliose**

Strukturelle Skoliosen hingegen sind fixiert, nicht reversibel und können aktiv wie passiv nicht korrigiert werden. Die komplette Fixation kann sich bei diesem Skoliosetyp erst in späteren progressiven Verschlimmerungsphasen entwickeln. Gemäß Cobb ist die pathologisch-anatomischen Einteilung der strukturellen Skoliosen wie folgt:

- Die idiopathische Skoliose ist der am häufigsten vorkommende Erkrankungstypus, die Ätiologie ist unbekannt. Hierzu zählen die infantile Skoliose (0–3 Jahre), die juvenile Skoliose (4–10 Jahre) sowie die Adoleszenskoliose (ab dem 11. Lebensjahr).
- Die Ursachen für osteopathische oder osteogene Skoliosen (◙ Abb. 3.14 u. ◙ Abb. 3.15) können kongenitale oder erworbene Wirbelsäulendeformitäten

inklusive der Myelodysplasie und Diastomatomyelie, Erkrankungen bei systemischen Skelettleiden sowie verschiedene Wirbel- und Rippenabnormitäten darstellen.

— Neuropathische Skoliosen entwickeln sich nach poliomyelitischen oder zerebral-spastischen Lähmungen, u. a. auch bei Syringomyelie oder Friedreich-Ataxie aufgrund neurologischer Störung mit muskulärer und knöcherner Auswirkung.

— Myopathische Skoliosen umfassen Erkrankungen mit progressiver Muskeldystrophie (spinale Muskelatrophie) und anderen kongenitalen Muskeldefekten.

— Die fibropathischen Skoliosen betreffen kyphoskoliotische Verbiegungen bei Pleuraschwarten, Narbenkontrakturen, Empyem, nach Traumen und nach Thorakoplastiken.

— Skoliosen bei Systemerkrankungen treten häufig bei Neurofibromatosen, Osteogenesis imperfecta, Marfan-Syndrom und Achondroplasie auf. Probleme entstehen besonders durch die Grunderkrankung.

■ **Epidemiologie**
Idiopathische Skoliosen machen 90% aller Skoliosen im Wachstumsalter aus, wobei innerhalb dieser Gruppe die Adoleszentenskoliosen mit ca. 90% am häufigsten vorkommen. Bei 16-jährigen Mädchen beträgt die Inzidenz 3–4% für Cobb-Winkel >10° und 0,5% für Cobb-Winkel >20°. Das Verhältnis weiblich zu männlich variiert: für kleine Kurven beträgt es 1:1, hingegen für Kurven >20° 4:1 und bei behandlungsbedürftigen Kurven gar 7:1.

Infantile Skoliose Seltener Typ der Skoliosen, in 98% thorakal lokalisiert. Die Prognose der infantilen Skoliose ist wegen der starken Progredienz trotz Korsettbehandlung sehr schlecht.

Juvenile Skoliose Je früher die Skoliose auftritt, desto größer ist die Wachstumsreserve und desto schlechter ist die Prognose. Neben der thorakalen Lokalisation kommen auch lumbale und S-förmige Krümmungen bei dieser Form der Skoliose vor. Jungen und Mädchen sind bei der juvenilen und infantilen Form der Skoliose gleich häufig betroffen.

Adoleszentenskoliose Bei der adoleszenten Form der Skoliose sind hauptsächlich Mädchen betroffen. Meist sind diese Skoliosen thorakal und dann überwiegend rechtskonvex lokalisiert. Adoleszentenskoliosen sind in der Regel mit Lordosen assoziiert (◻ Abb. 3.16).

■ **Ätiologie**
Die Ätiologie der idiopathischen Skoliose nach den Leitlinien der DGOOC und DGU ist nicht bekannt (idiopa-

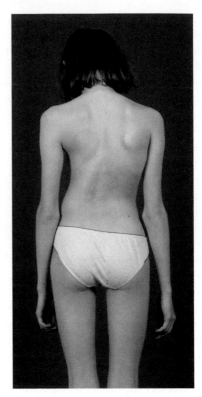

◻ **Abb. 3.16 Patientin mit rechtskonvexer thorakaler Skoliose (Lenke-Typ 1)**

thisch). Diskutiert werden verschiedene Ursachen, wobei nur die genetischen Ursachen, v. a. hinsichtlich zukünftiger Evaluation des Progressionsrisikos, eine praktische Relevanz haben:

— genetisch Ursache
— muskuläre Dysbalancen
— neurologische Ursachen
— Bindegewebsveränderungen
— verminderte Knochendichte
— asymmetrisches überschießendes Wachstum
— Stoffwechselstörungen

■ **Klassifikation**
Die Lenke-Klassifikation ist eine zweidimensionale Klassifikation, welche 6 Krümmungstypen umfasst (◻ Tab. 3.3). Als strukturell gilt dabei eine Krümmung, die auf der reversen Bending-Aufnahme noch eine Restkrümmung von ≥25° aufweist. Hochthorakale und thorakolumbale Krümmungen sind auch dann strukturell, wenn sie eine Kyphosierung von >20° aufweisen, gemessen zwischen dem 2. und 5. Brustwirbel bzw. zwischen dem 10. Brustwirbel und dem 2. Lendenwirbel. Die nicht strukturellen Krümmungen richten sich in den reversen Bending-Aufnahmen auf (Restkrümmung von <25°). Bei mehrbogigen Skoliosen ist die primäre Krümmung stets die mit dem größten

Tab. 3.3 Lenke-Klassifikation der Skoliose				
Krümmungstyp	Beschreibung	Hochthorakale Krümmung	Thorakale Krümmung	Thorakolumbale/ lumbale Krümmung
1	Thorakal einbogig	Nicht strukturell	Strukturell (primär)	Nicht strukturell
2	Thorakal doppelbogig	Strukturell	Strukturell (primär)	Nicht strukturell
3	Doppelbogig	Nicht strukturell	Strukturell (primär)	Strukturell
4	»Triple curve«	Strukturell	Strukturell (primär)	Strukturell
5	Thorakolumbal/lumbal	Nicht strukturell	Nicht strukturell	Strukturell (primär)
6	Thorakolumbal/lumbal, thorakal	Nicht strukturell	Strukturell	Strukturell (primär)

Cobb-Winkel aller Krümmungen. Ziel der Lenke-Klassifikation ist es, möglichst lückenlos jede mögliche adoleszente idiopathische Skolioseform klassifizieren zu können und dabei auch gleichzeitig operative Therapierichtlinien festzulegen.

- **Diagnostik**
- **■ Anamnese**

Zur Anamneseerhebung der Skoliose gehört die Evaluation der Erstsymptome, der Progression und der bereits erfolgten Behandlung. Zusätzlich ist auch die Familienanamnese von Bedeutung. In der Adoleszenz sind die Skelettreife sowie ihre Entwicklung wichtig. Der Zeitpunkt der Menarche beim Mädchen weist darauf hin, dass das Wachstum sich etwas verlangsamt und etwa 2–2,5 Jahre nach der ersten Regelblutung sistieren wird. Das noch zu erwartende Wachstum ist zusammen mit dem Knochenalter ein wichtiger Parameter für die Entscheidung der weiteren Therapie.

- **■ Klinische Untersuchung**

Bei der Untersuchung von Säuglingen ist auf eine mögliche Säuglingsskoliose als Folge einer prä- oder postnatalen Zwangslage zu achten. Hierbei kann eine Abflachung des Hinterkopfes, eine Körperasymmetrie sowie ein Rippenbuckel vorliegen.

Zur Untersuchung der idiopathischen Skoliosen gehört die Lotbestimmung der Wirbelsäule und die Symmetrie der Schultern und des Beckens sowie der Vorbeugetest mit Beurteilung des Rippenbuckels (Abb. 3.17) oder des Lendenwulstes. Diese Vorwölbung kann mit einem Höhenmessgerät, einem sog. Skoliometer (Abb. 3.18) gemessen werden. Mit dem Messgerät wird bei maximaler Inklination der Wirbelsäule der meistausgebildete Rippenbuckel oder Lendenwulst ausgemessen.

An Zusatzuntersuchungen wird bei ausgeprägten Skoliosen eine Lungenfunktionsprüfung, eine Untersuchung der ableitenden Harnwege und des Herz-Kreislauf-Sys-

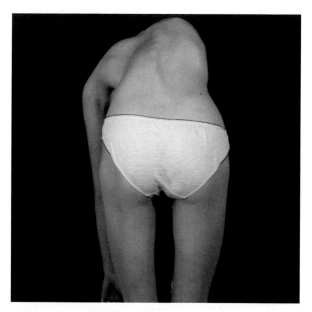

 Abb. 3.17 Rippenbuckel rechts

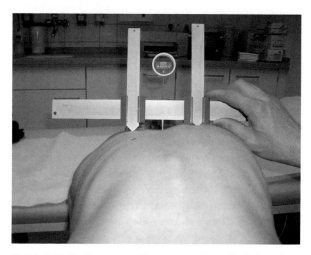

 Abb. 3.18 Skoliometer zur Messung des Rippenbuckels rechts: Bei maximaler Inklination wird der meistausgebildete Rippenbuckel oder Lendenwulst ausgemessen

tems sowie eine neurologische Untersuchung bei atypischen Skolioseformen empfohlen.

Klinische Untersuchung der idiopathischen Skoliose nach den Leitlinien der DGOOC und DGU

- **Inspektion:**
  - Schulterstand
  - Taillensymmetrie, Rumpfkontur
  - sagittales Profil: BWS-Kyphose, LWS-Lordose
  - kutane Hinweise für Rückenmarkpa (lumbale Grübchen, pathologische Behaarung »hairy patch«, Naevi)
  - Beinlängendifferenz, Beckenschiefstand
- **Wirbelsäulen- und Rumpfmorphologie:**
  Adams-Test: Vornüberneigen, Messung des Rippenbuckels und des Lendenwulstes bevorzugt mit einem Skoliometer; Werte über 5° sind als pathologisch zu betrachten und bedürfen einer radiologischen Abklärung
- **Funktionsprüfung:**
  - Finger-Boden-Abstand
  - manuelle Redressierbarkeit der Krümmung
  - Länge der Ischiokruralmuskulatur (Kniestreckdefizit bei 90° Hüftbeugung)
- **kursorischer Neurostatus:**
  - Bauchdeckenreflexe
  - periphere Eigenreflexe, Sensibilität, Kraftgrad der Kennmuskeln
- **allgemein:**
  - Steh- und Sitzgröße
  - Pubertätsstadium

---

teilung der Progredienz, anderseits zur Planung sowie zur Beurteilung des Erfolgs konservativer Behandlungsmaßnahmen oder operativer Methoden unerlässlich. Die genaueste Beurteilung der Gesamthaltung der Wirbelsäule erreicht man mit der Wirbelsäulenganzaufnahme in sagittaler und frontaler Projektionsebene.

> ❯❯ Die Darmbeinkämme müssen am unteren Rand der Aufnahme mit einbezogen werden, um dort die Skelettreife beurteilen zu können.

Zur Ermittlung des Grades der Fixation sowie der Ausdehnung der Segmentblockierung müssen zusätzliche funktionelle a.p.-Aufnahmen in maximaler Lateralflexion nach links und rechts im Liegen durchgeführt werden (Bending-Aufnahmen). Ihr Aussagewert beschränkt sich auf die genauere Definition und Lokalisation der Fixationspunkte und der Bewegungsausfälle sowie auf die Festlegung der Primärkrümmung und der kompensatorischen Gegenkrümmung. Während die kompensatorische Gegenkrümmung bei Lateralflexion ausgeglichen wird, bleibt die Primärkrümmung bestehen. Die funktionelle Röntgenuntersuchung der Wirbelsäule stellt die Grundlage zur Planung operativer Spondylodesen dar. Des Weiteren erlaubt sie auch Rückschlüsse auf das zu erwartende operative Korrekturergebnis.

Sollten im konventionellen Röntgenbild Fragen ungeklärt bleiben, können spezielle Darstellungen mit CT oder MRT angeschlossen werden. Durch Beurteilung des Spinalkanals und paravertebraler Weichteile im CT oder MRT werden Skoliosen nicht idiopathischer Herkunft erkannt bzw. ausgeschlossen.

▪▪ Bildgebende Verfahren

Optische Darstellung der Rückenoberfläche Die optische Darstellung und Vermessung der Rückenoberfläche zur Verlaufsdokumentation bei Skoliosen kann durch die ISIS-Methode (»integrated shape imaging system«) durchgeführt werden, wobei Lichtstreifen auf die Rückenoberfläche projiziert werden. Mit Unterstützung einer Videokamera wird die Rückenoberfläche abgetastet und dreidimensional berechnet. Die Korrelation des hierdurch errechneten Skoliosewinkels mit dem im Röngenbild gemessenen Cobb-Winkel ist gering. Vielmehr eignet sich dieses Verfahren gut zur Registrierung von Veränderungen der Form der Wirbelsäule beim gleichen Patienten. Neuere Geräte wie das Videorasterstereometrie-Formetric-System sollen allerdings bei der Vermessung von Skoliosen im Vergleich zum Röntgen eine bessere Korrelation aufweisen.

Radiologische Diagnostik Die laufende Röntgenuntersuchung und Vergleichsaufnahmen sind einerseits zur Beur-

---

Radiologische Diagnostik der idiopathischen Skoliose nach den Leitlinien der DGOOC und DGU

- **Röntgen:** Stehend Ganzwirbelsäule posteroanterior und lateral. Die Beckenkämme sollen mitabgebildet werden, um das sogenannte Risser-Zeichen (Verknöcherung der Iliumapophyse) beurteilen zu können. So kann das Wirbelsäulenrestwachstum und damit das Progressionsrisiko abgeschätzt werden. Festgelegt bzw. gemessen werden:
  - Krümmungsausmaß (Cobb-Winkel)
  - Apexwirbel, obere und untere Endwirbel der Krümmung
  - Haupt- und Nebenkrümmungen, Krümmungsmuster
- **MRT:** bei Verdacht auf intraspinale Pathologien (»tethered cord«, Diastematomyelie, Syringomyelie)

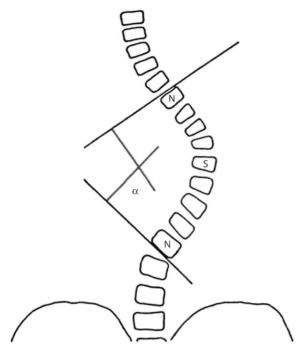

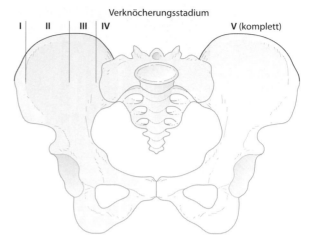

Abb. 3.20 Risser-Test: Bei Verknöcherung von 0–25% besteht Stadium I, ab 25–50% Stadium II, ab 50–75% Stadium III, ab 75–99% Stadium IV, bei 100% Stadium V

Abb. 3.19 Skoliosemessung nach Cobb. *N* Neutralwirbel, *S* Scheitelwirbel. (Aus: Krämer u. Grifka 2007)

▪▪ Messung der Skoliose

Bei der am häufigsten angewandten Skoliosemessung nach Cobb wird eine Linie durch die am stärksten gegeneinander verkippten Deck- und Grundplatten gezogen. Diese beiden Wirbelkörper werden als Neutralwirbel bezeichnet (◼ Abb. 3.19). Der sich ergebende Komplementärwinkel an den Schnittpunkten beider Verlängerungslinien von Deck- und Grundplatten wird vermessen. Dieser Winkel wird als **Cobb-Winkel** oder Skoliosewinkel bezeichnet. Der Scheitelwirbel zeigt die stärkste Keilform und Torsion im Scheitelpunkt der Krümmung.

Die Bestimmung der **Skelettreife** kann mit dem Risser-Test in der Beckenübersichtsaufnahme oder einer LWS-Röntgenaufnahme mit Abbildung der Darmbeinkämme erfolgen (◼ Abb. 3.20). Ebenso lässt sich die Skelettreife an Röntgenaufnahmen des Handskeletts durch Beurteilung der Wachstumsfugen bestimmen. Hierdurch können Aussagen über die Progredienz der Skoliose und der entsprechenden Therapie gemacht werden.

Je nach Ausbildung der Ossifikationslage der Darmbeinkammapophyse, die von lateral nach medial verläuft, werden 4 Stadien unterschieden. Bei einer Verknöcherung von 0–25% besteht Stadium I, ab 25–50% Stadium II, ab 50–75% Stadium III, ab 75–99% Stadium IV und bei 100%-iger Verknöcherung im Stadium V ist die komplette Fusion erreicht. Das Ende des Wirbelsäulenwachstums ist im Stadium V erreicht, ein Fortschreiten der skoliotischen Krümmung ist unwahrscheinlich.

▪ Therapie der idiopathischen Skoliose

Die Therapie ist von der Art der Skoliose, dem Ausmaß der Deformität und dem Alter des Patienten abhängig. Das Therapieschema unterteilt sich grob in 3 Stufen:
- Physiotherapie bei Skoliosen mit einem Cobb-Winkel bis zu 20°
- Korsetttherapie bei Skoliosen mit einem Cobb-Winkel zwischen 20° und 40° (lumbal) bzw. 50° (thorakal)
- operative Therapie bei Skoliosen über 40°(lumbal) bzw. 50° (thorakal)

> **Therapieziele der idiopathischen Skoliose nach den Leitlinien der DGOOC und DGU**
> - Verhinderung der Progression
> - Korrektur der bestehenden Krümmung
> - Erhalt der erreichten Korrektur
> - Cobb-Winkel <40° bei Wachstumsabschluss, was eine Progression nach Wachstumsende und damit eine Operation mit hoher Wahrscheinlichkeit verhindert

▪▪ Konservative Therapie

Skoliosen mit einem Cobb-Winkel bis zu 20° können mit alleiniger Physiotherapie auf neurophysiologischer Basis wie beispielsweise die Skoliosetherapie nach Schroth behandelt werden. Bei Skoliosen zwischen 20° und 40° (lumbal) bzw. 50° (thorakal) ist eine Korsettbehandlung mit Tragezeiten von 23–24 h pro Tag bis zum Wachstumsabschluss, begleitend Physiotherapie sowie klinische Verlaufskontrollen alle 3–6 Monate zu empfehlen. Durch die Korsettbehandlung ist nur eine geringe Korrektur des Aus-

3

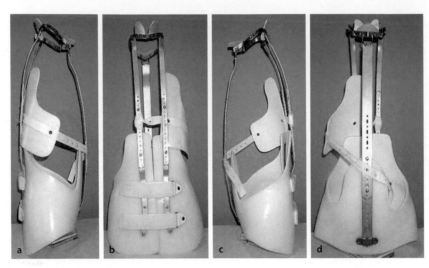

◨ Abb. 3.21a–d Milwaukee-Korsett

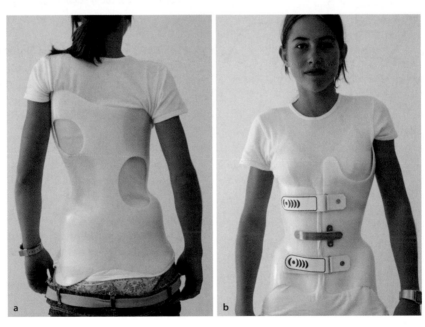

◨ Abb. 3.22a,b Cheneau-Korsett

gangsbefunds möglich, eine Progression kann jedoch auf-gehalten werden.

Bei der Korsettversorgung wird zwischen Aktiv- und Passivkorsett unterschieden. Das bekannteste **Aktivkor-sett** ist das Milwaukee-Korsett. Es besteht aus einem Be-ckenkorb, von dem aus am Rücken 2 und vorn 1 Metallstab kopfwärts zu einer Mahnpelotte geführt werden. Durch diese Mahnpelotte wird der Patient so gehalten, dass er eine aufrechte Haltung einnimmt. Das Milwaukee-Korsett wird heute nur noch vereinzelt bei zervikothorakalen De-formitäten angewendet (◨ Abb. 3.21).

Dem gegenüber werden **Passivkorsetts** heute am häu-figsten zur Skoliosebehandlung eingesetzt. Das Bosten-Kor-

sett ist ein Derotationskorsett, welches die Wirbelsäule durch Pelottendruck passiv korrigiert. Das Cheneau-Korsett (◨ Abb. 3.22) ist im deutschsprachigen Raum am weitesten verbreitet. Das Cheneau-Korsett ist ein Inspirations-/Dero-tationskorsett mit aktiver und passiver Komponente, wel-ches nach dem Prinzip der queren transversalen Krafteinwirkung funktioniert. Eine passive Korrektur erfolgt über den Pelottendruck, entsprechend dem 3-Punkte-Prinzip an den jeweils konvexen Abschnitten der Krümmung. Als Vor-teile gelten die besseren Anformungen an den Körper, die erhöhte Stabilität und die relative Unsichtbarkeit.

Ergebnisse der Korsettbehandlung Mit einer Korsettbehandlung kann eine vollständige Korrektur der Skoliose so gut wie nie errreicht werden. Laurnen und Mitarbeiter (1983) beschrieben ein mittleres Korrekturergebnis von 36-43% mit dem Boston-Korsett bei Beendigung der Korsettbehandlung. Bei der Cheneau-Korsett-Behandlung zeigt sich 2 Jahre nach Abschluss der Abtrainierungsphase bei initialer thorakaler Verkrümmung von 20–30° ein weitgehender Erhalt der Primärkorrektur sowie bei initialer thorakaler Verkrümmung von 30–45° ein Korrekturverlust auf den Ausgangswert (Landauer et al. 2003).

■■ Operative Therapie

Durch die Operation kann nicht nur die Progredienz aufgehalten, sondern auch die Verkrümmung teilweise aufgerichtet werden, die Korrektur bleibt nach Festwerden der Spondylodese im Wesentlichen erhalten.

Bei der **infantilen und juvenilen Skoliose** sollte versucht werden, mit konservativen Maßnahmen das Ausmaß der Verkrümmung bis mindestens zum 10. Lebensjahr in einem tolerablen Rahmen zu halten. Meist ist eine Korsettbehandlung notwendig. Bleib die Skoliose bei Kindern unter 10 Jahren über längere Zeit stabil, so kann das Korsett auch zeitweise weggelassen werden. Mit Beginn des pubertären Wachstumsschubes wächst das Risiko der Progredienz erheblich an. In der Regel wird dann auch eine Operation notwendig. Diese sollte, unabhängig von der Lokalisation, stets gleichzeitig von ventral und dorsal vorgenommen werden.

Die operative Versorgung der **adoleszenten Skoliose** sollte rechtzeitig erfolgen, da mit Zunahme der Krümmung die Komplikationen überproportional ansteigen. Die Indikation zur Operation ist ab einem Cobb-Winkel >40°(lumbal) bzw. 50° (thorakal) gegeben. Eventuell sollte eine präoperative Lockerung der Weichteile mittels Halotraktion durchgeführt werden.

Die dorsale Harrington-Instrumentation ist ein heute kaum mehr durchgeführtes operatives Verfahren, bei dem die Krümmung über einen langen Stab distrahiert wird und die Wirbelgelenke anschließend versteift werden. Hiernach folgt eine Gipsretention für 12 Monate.

Cotrel-Dubousset entwickelte das von dorsal eingebrachte CD-Instrumentarium. Damit wurde von dorsalem Zugang eine segmentale Derotation sowie eine Traktion ermöglicht. Während die erste Version des CD-Instrumentariums vornehmlich auf der Hakenfixation beruhte, werden in den letzten Jahren mehr und mehr – bis in den oberen Thorakalbereich – die ausschließlich schraubenbasierten Instrumentationen favorisiert (◻ Abb. 3.23).

Die instrumentierte ventrale Skoliosechirurgie begann mit der Entwicklung der Dwyer-Instrumentation, welche die Seitenausbiegung der Wirbelsäule durch eine konvexseitige Kompression aufrichtet. Die von Zielke entwickelte,

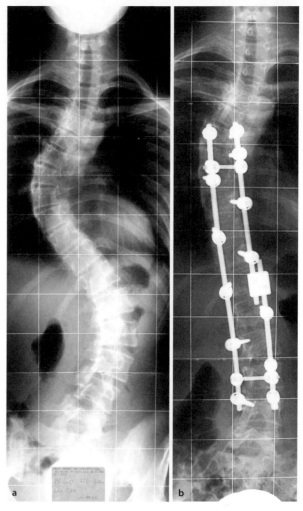

a   b

◻ **Abb. 3.23a,b Röntgenaufnahmen einer Skoliose (Lenke-Typ 3) im a.p.-Strahlengang. a** Vor, **b** nach operativer Aufrichtung

ventrale Derotationsspondylodese war das erste Implantat, mit dem die Wirbelsäule ventral dreidimensional korrigiert werden konnte. Die ventralen Spondylodesen sind segmentsparend, ermöglichen eine bessere Korrektur der Rotationskomponente und eine stabilere Versteifung.

Kriterien zur Bestimmung des Fusionsbereichs Gemäß der Lenke-Klassifikation sind alle Krümmungen einer Skoliose, die auf der reversen Bending-Aufnahme eine Restkrümmung von ≥25° oder eine pathologische Kyphosierung aufweisen, als strukturell einzustufen und sollten instrumentiert werden. Fusionsbereiche der einzelnen Krümmungstypen nach Lenke zeigt ◻ Tab. 3.4.

Seit der Entwicklung primär stabiler ventraler Instrumentationssysteme zur Skoliosekorrektur konkurrieren ventrale und dorsale Verfahren miteinander. In der ventralen Skoliosechirurgie stehen moderne Doppelstabsysteme mit Doppelverschraubung der Wirbel zur Verfügung. In

3

◘ **Tab. 3.4** Fusionsbereiche der einzelnen Krümmungstypen nach Lenke

Krümmungs-typ	Fusionbereich	Zugang
1	Thorakal	Ventral oder dorsal
2	Thorakal und hoch-thorakal	Dorsal
3	Thorakal und lumbal	Dorsal
4	Thorakal, hochthora-kal und lumbal	Dorsal
5	Thorakolumbal/lumbal	Ventral oder dorsal
6	Thorakolumbal/lumbal und thorakal	Dorsal, ggf. kombi-niert ventrodorsal

der dorsalen Skoliosechirurgie hat sich eine segmentale Pedikelschraubenverankerung weitgehend durchgesetzt.

Unbestrittene Vorteile der **ventralen Korrektur** sind die kurze Instrumentationsstrecke, die segmentale Derotationsmöglichkeit und die gegenüber dorsalen Verfahren bessere Korrektur des sagittalen Profils. Die Nachteile der ventralen Instrumentation umfassen zum einen die zugangsbedingte höhere Morbidität mit einer postoperativen Einschränkung der Lungenfunktion.

Der **dorsalen Korrektur** ist insbesondere bei leichtgradigeren Skoliosen aufgrund der geringeren Morbidität des Zugangs der Vorzug zu geben. Auch strukturell doppelbogige Skoliosen wie Skoliosen vom Lenke-Typ 2, 3, 4 und 6 sind aufgrund der längeren Fusionsstrecken in der Regel von dorsal zu versorgen. Hervorzuheben bleibt jedoch, dass der Versuch der Rotationskorrektur vom dorsalen Zugang über segmentale Pedikelschraubeninstrumentation zu Lasten des seitlichen Profils geht. Im Falle von stark ausgeprägten, rigiden Skoliosen können auch kombinierte ventrodorsale Spondylodesen durchgeführt werden.

Operationstaktik der dorsalen Spondylodese nach Cotrel-Dubousset
- Präoperative Bending-Aufnahmen zur Unterscheidung von Primär- und Sekundärkrümmung und Bestimmung der Fusionsstrecke.
- Lagerung auf dem Traktionstisch in Bauchlage.
- Medianer Längsschnitt.
- Präparation der Wirbelbögen und -gelenke und Einbringen der Pedikelschrauben.
- Distraktion oder Kompression der Segmente.
▼

- Anfrischen der restlichen Wirbelgelenke in der Risser-Technik.
- Einlegen des vorgebogenen Stabes auf der Konkavseite und Distraktion bzw. Kompression der Segmente.
- Derotation des Stabes und Festsetzen.
- Intraoperativer Aufwachtest zur Überprüfung der Neurologie.
- Einbringen eines gegenseitigen Stabes, danach Querverbindung beider Stäbe.
- Anlagerung von Spongiosa aus dem Beckenkamm nach Anfrischen der Wirbelbögen.
- Wundverschluss.

Operationstaktik der ventralen Spondylodese nach Zielke
- Im LWS-Bereich retroperitonealer Zugang, im thorakalen Bereich Thorakotomie, bei thorako-lumbaler Lokalisation Zweihöleneingriff.
- Exzision der Bandscheibe.
- Anfrischen der Wirbeldeck- und Bodenplatten.
- Einbringen eines autologen Knochens oder eines Cages in das ausgeräumte Bandscheibenfach.
- Einbringen des ventralen Instrumentatiums unter Kontraktion auf der konvexen oder Distraktion auf der konkaven Seite der Skoliose.
- Wundverschluss.

Komplikationen Mögliche spezifische Komplikationen bei der operativen Versorgung der Skoliose sind Lähmungen, Materialversagen, Pseudarthrosenbildung oder das **Crankshaft-Phänomen**. Hierunter versteht man den Korrekturverlust und die zunehmende Rotation durch Weiterwachsen von ventralen Anteilen der Wirbelsäule bei rein dorsaler Spondylodese. Dieses Phänomen ist hauptsächlich bei jungen Patienten (mit Risser-Zeichen 0) zu beobachten und kann durch eine kombinierte ventrodorsale Spondylodese verhindert werden.

Nachbehandlung Nach Stabilisierung der Kreislaufverhältnisse kann eine zügige Mobilisation begonnen werden. Die Frage nach einer postoperativen Orthesenbehandlung ist von der korrigierten Deformität, den Implantaten sowie der Knochenfestigkeit abhängig. Eine isometrische krankengymnastische Beübung der Rückenmuskulatur ist 6–8 Wochen postoperativ zu empfehlen, danach vorsichtige Dynamisierung.

Ergebnisse der operativen Therapie Mit dem Cotrel-Dubousset-Instrumentarium (CD-Instrumentarium) ergaben sich Korrekturergebnisse zwischen 48 und 69% (Takahashi et al. 2002, Roye et al. 1992, Lepsien et al 2002). Lenke und Mitarbeiter (1998) konnten bei einer Korrektur von 50% mit dem Cotrel-Dubousset-Instrumentarium nach durchschnittlich 3 Jahren einen Korrekturverlust von etwa 1° nachweisen.

Für das ventrale Zielke-Instrumentarium werden Korrekturergebnisse von 62–87% bei Skoliosen im lumbalen Bereich berichtet (Giehl et al. 1992). Luk und Mitarbeiter (1989) beschrieben 6 Jahre nach ventraler Instrumentation einen Korrekturverlust von 4%, Kohler und Mitarbeiter (1990) stellten nach 10 Jahren einen Korrekturverlust von 9,7% fest.

> ■ **Therapie der neuropathischen und myopathischen Skoliose**
> ■ ■ **Konservative Therapie**

Wie bei idiopathischen Skoliosen ist bei neuropathischen und myopathischen Skoliosen mit einem Cobb-Winkel von bis zu 20° Physiotherapie erforderlich. Bei einer Progredienz von mehr als 20° ist eine Korsettbehandlung zu empfehlen. Eine Sitzschale nach Maß kann bei stehunfähigen Patienten, die auf den Rollstuhl angewiesen sind, sinnvoll werden. Dadurch wird eine externe Korrektur der Skoliose und des Beckenschiefstands ermöglicht. Zusätzlich dient die Schale zur Vorbeugung von Druckulzera.

> ■ ■ **Operative Therapie**

Eine operative Behandlung sollte dann erwogen werden, wenn ein Cobb-Winkel von 40° überschritten wurde. Grundzätzlich muss bei diesen Patienten zwischen gehfähigen und gehunfähigen Patienten unterschieden werden. Bei gehfähigen Patienten sollen folgende Ziele erreicht werden:
- Korrektur der Verkrümmung
- Verhinderung der Progredienz
- Verhinderung der Dekompension

Bei gehunfähigen Patienten sind die Ziele anders definiert:
- Erhalt der Sitzfähigkeit
- Verbesserung der Dekompression
- Verbesserung der Pflegefähigkeit
- Vermeidung von Schmerzen
- Stabilisation der Wirbelsäule
- korsettfreie Behandlung

Die operative Technik entspricht dabei im Wesentlichen denen der idiopathischen Skoliosen.

> ■ **Therapie der fibropathischen Skoliose**

Primär sollten bei ausgeprägten fibropathischen Skoliosen ursächliche Narbenbildungen operativ angegangen werden. Ansonsten gilt das gleiche therapeutische Vorgehen wie bei idiopathischen Skoliosen.

> ■ **Therapie der Skoliose bei Systemerkrankungen**

Hierbei gelten die gleichen Therapieprinzipien wie bei der idiopathischen Skoliose.

> ■ **Nachbehandlung**

Klinische und radiologische Kontrollen der idiopathischen Skoliose nach den Leitlinien der DGOOC und DGU:
- bei Skoliosen <20° während des Wachstums: alle 3–6 Monate klinisch, bei klinischem Verdacht auf Zunahme auch radiologisch
- bei Skoliosen >20° während des Wachstums: alle 3–6 Monate klinisch, sicher einmal pro Jahr radiologisch
- nach Spondylodesen: die ersten 2 Jahre jährlich, bei stabiler Spondylodese und einem Cobb-Winkel <40° sind keine weiteren Routinekontrollen erforderlich

3.1.7　Morbus Scheuermann

> ■ **Synonyme**

Adoleszentenkyphose, juvenile Kyphose, juvenile Osteochondrose, Epiphysitis vertebralis, Lehrlingsbuckel.

> ■ **Definition**

Als Morbus Scheuermann wird die im Jugendalter auftretende Wachstumsstörung an Grund- und Deckplatten der Brust- und/oder Lendenwirbelkörper mit (teil)fixierter, vermehrter Kyphose bzw. verminderter Lordose bezeichnet. Das Manifestationsalter liegt während des Wirbelsäulenwachstums zwischen dem 9. und 13. Lebensjahr.

> ■ **Epidemiologie**

Häufigkeitsangaben in Bezug auf die Gesamtbevökerung schwanken zwischen 1 und 8%. Neuere Untersuchungen finden keine Unterschiede in der Geschlechtsverteilung.

> ■ **Ätiologie und Pathogenese**

Die Pathogenese ist nicht eindeutig geklärt. Als bedeutsam werden familiäre Häufungen mit autosomal dominantem Erbgang, mechanische Faktoren, Nekrosen und Anomalitäten der Wirbelkörperrandleisten, intraossäre Bandscheibenhernien, endokrine Faktoren und Fehlernährung (Vitaminmangelsyndrome) genannt. Letztlich tritt eine Imbalance im Wachstum ventraler und dorsaler Anteile des Wirbelkörpers auf, was die Ausbildung von Keilwirbeln zur Folge hat. Bandscheibengewebe bricht durch die osteonekrotisch veränderten knorpeligen Wirbelkörperabschlussplatten in den Wirbelkörper ein (Schmorl-Knötchen), es kommt zu einer Verschmälerung der betroffenen

3

Bandscheibenräume. Asymmetrische Wirbelkörpereinbrüche führen zu einer (teil-)fixierten Kyphosierung und skoliotischer Fehlhaltung, meist ohne Torsionskomponente. Die krankheitstypischen Veränderungen an den Wirbelkörpern sind zum Wachstumsende stabilisiert. Klinische und radiologische Veränderungen treten zumeist ab dem 11. Lebensjahr auf.

■ **Klinik**

In Abhängigkeit von der Lokalisation unterscheidet man einen Thorakaltyp mit Hohl-Rund-Rücken, einen Thorakolumbaltyp mit einem totalen Rundrücken und einen Lumbaltyp mit einem Flachrücken. Zur genaueren Untersuchung gehört die Beurteilung des Fixationsgrades (fixiert, teilfixiert, flexibel), die Bestimmung einer begleitenden Skoliose sowie die Beurteilung von Intensität und Lokalisation des Klopf-, Druck- und Bewegungsschmerzes.

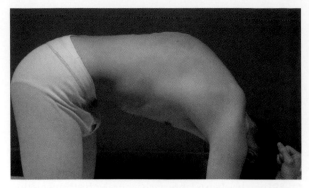

> ◨ Abb. 3.24 M. Scheuermann: kyphotische Fixation der BWS aufgestützt auf Knie und Ellbogen

> ❯ **Die Schmerzsymptomatik zeigt typischerweise knapp unterhalb des Kyphosescheitels ihr Maximum, der Lumbaltyp des M. Scheuermann ist insgesamt schmerzanfälliger.**

Sekundäre Phänomene durch die konsekutive kyphotische Wirbelsäulenfehlstellung können auch später noch manifest werden (◨ Abb. 3.24). Im Erwachsenenalter trägt v. a. die Überlastung der Gelenkfacetten durch kompensatorische Hyperlordosierung der HWS und LWS beim thorakalen Typ bzw. Hypokyphosierung der BWS beim lumbalen Typ zur Schmerzsymptomatik bei.

■ **Diagnostik**
■■ **Anamnese**

Nur ca. ein Drittel der Erkrankten haben im Wachstumsalter Beschwerden. Belastungssituationen am Arbeitsplatz oder in der Freizeit, bisherige Behandlung, bekannte Vorerkrankungen (einschließlich tumoröse Erkrankungen, B-Symptomatik) und die psychische Situation sollten geklärt werden. Spezielle Fragen über Schmerzmuster (Beginn, Anlass, Lokalisation, Ausstrahlung, Dauer, Intensität, Positionsabhängigkeit), mögliche Funktions- oder Bewegungseinschränkungen und mögliche neurologische Symptome schließen sich an.

■■ **Bildgebende Verfahren**

Hierzu gehören Röntgenaufnahmen der BWS und LWS in 2 Ebenen und ggf. Wirbelsäulenganzaufnahmen a.p. und seitlich. Eine Hyperkyphose der BWS, Bandscheibenhernien in die spongiösen Wirbelkörperanteile (Schmorl-Knötchen), Keilwirbel (mind. 3 benachbarte Wirbelkörper, Keilform mind. 5°), Verminderung des Zwischenwirbelraums und Unregelmäßigkeiten der Grund- und Deckplatten gelten als typische radiomorphologische Zeichen der Erkrankung (◨ Abb. 3.25). Oft zeigt sich ein kompen

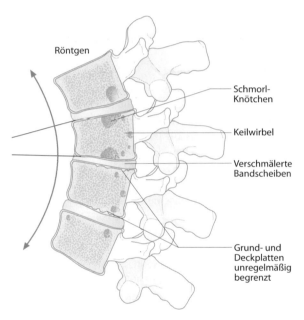

> ◨ Abb. 3.25 Typische radiomorphologische Veränderungen bei M. Scheuermann

satorisches Wirbelkörperwachstum in Form eines in das Schmorl-Knötchen vorgebuckelten Knochenvorsprungs am gegenüberliegenden Wirbelkörper (Edgren-Vaino-Zeichen). Bei jugendlichen Patienten ist eventuell eine ergänzende Skelettalterbestimmung sinnvoll, um eine Aussage über das noch zu erwartende Skelettwachstum machen zu können.

■ **Differenzialdiagnose**

Multiple Kompressionsfrakturen der BWS (Trauma, eosinophiles Granulom, Leukämie, aneurysmatische Knochenzysten) sind beim Heranwachsenden nur eingeschränkt von einem M. Scheuermann abgrenzbar. Eine Wirbelkörperfraktur kann noch Monate später zur Ausbildung einer Osteonekrose des betroffenen Wirbelkörpers führen

(M. Kümmel-Verneuil). Selten kommen Chordarückbildungsstörungen differenzialdiagnostisch in Betracht. Der juvenile Rundrücken stellt eine korrigierbare Wirbelsäulendeformität bei Kindern unter 10 Jahren dar, bei der keine wesentlichen morphologischen Veränderungen an den Wirbelkörpern nachweisbar sind. Im frühen Kindesalter ist der M. Calvé vom M. Scheuermann abzugrenzen. Hierbei handelt es sich um eine Osteonekrose der Wirbelkörper (Vertebra plana) mit Therapieregime analog dem M. Scheuermann.

■ **Therapie**
Die Therapie besteht in der Regel aus konservativen Therapiemaßnahmen. Ziel der konservativen Therapie ist die ventrale Wirbelkörperentlastung. Die Überbelastung der ventralen Bandscheiben- bzw. Wirbelkörperabschnitte wird als Faktor für die Progredienz der Erkrankung diskutiert. Krankengymnastisch stehen deshalb die Stärkung der antikyphosierenden Muskulatur, haltungskorrigierende Kräftigung der Rumpfmuskulatur und mobilisierende Übungen zur Verbesserung der Wirbelsäulenflexibilität im Mittelpunkt. Der Patienten sollte zur selbstständigen täglichen Durchführung angeleitet werden.

Bei Progression oder kyphotischer Krümmung über 45° wird eine reklinierende Korsetttherapie empfohlen (Milwaukee-Boston-Korsett). Ziel ist dabei v. a. die Verhinderung der Progredienz. Eine Korsetttherapie hat dabei nur bei nicht fixierter, noch wachsender Wirbelsäule eine Chance auf Erfolg. Die Korsetttragedauer beträgt dabei im ersten Jahr bis 23 h am Tag, regelmäßige orthopädietechnische Kontrollen und Nachpassungen sind notwendig. Die intensive Korsetttragedauer im ersten Jahr wird dabei von vielen Jugendlichen als Stigmatisierung empfunden und führt nicht selten zur Ablehnung.

❯ **Eine individuelle Aufklärung der Patienten und Eltern über die Erkrankung, deren natürlichen Verlauf und dessen Beeinflussbarkeit durch konservative und/oder operative Therapie inklusive einer Beratung zu Berufswahl und sportlichen Freizeitaktivitäten (Vermeidung wirbelsäulenbelastender Tätigkeiten) ist deshalb notwendig.**

■■ **Operative Therapie**
Die operative Therapie ist bei ausgewachsener, fixierter Kyphose (Kyphosewinkel über 60°), gravierender Schmerzsymptomatik, neurologischer Symptomatik, Beeinträchtigung der Lungenfunktion und/oder gravierender Beeinträchtigung der Ästhetik indiziert. Insgesamt wird die Indikation zur operativen Wirbelsäulenkorrektur mit großer Zurückhaltung gestellt. Als operative Maßnahme wird die Kombination aus ventraler Bandscheibenausräumung mit autologer Knochenauffüllung und eine dorsale Stabilisie-

rung (ein- oder zweizeitig) vorgeschlagen. Die alleinige dorsale Korrektur hat eine erhöhte Komplikationsrate (Stabbrüche, Korrekturverlust).

3.2 Hals und Schulter

Hals und Schulterprobleme beim Kind und Jugendlichen werden in einem Kapitel zusammengefasst, weil beide Regionen entwicklungsgeschichtlich aus den gleichen Somiten abstammen und anatomisch eng verwandt sind. Probleme in diesen Regionen variieren vom leichten, sich selbst heilenden Schiefhals (Torticollis) bis hin zu lebensbedrohlichen Instabilitäten der oberen Halswirbelsäule.

3.2.1 Entwicklung

Während des zweiten Monats der Fetalperiode entwickeln und differenzieren sich die oberen Thorakalsomiten in Hals- und Schulterstrukturen. Der Processus odontoideus, initial der Wirbelkörper von C1, fusioniert mit dem Wirbelkörper von C2 und erlaubt die Rotationsbewegung der HWS. Folgende Entwicklungsstörungen können auftreten:

— Segmentationsstörungen führen zu Wirbelkörperfusionen der HWS (Klippel-Feil-Syndrom)
— Störungen der Kaudalbewegung des Schulterblatts (Sprengel-Deformität)
— fehlende Fusion der beiden Knochenkerne des Schlüsselbeins (Klavikulapseudarthrose)

3.2.2 Diagnostik

Klinische Untersuchung
Kopf, Hals und Schulter sind wegen Anomalitäten und Asymmetrien zu inspizieren. Die Kopfposition sollte aufrecht und vertikal gemäß den vestibulären und okulären Justiermechanismen sein. Eine Schiefhalsposition (Torticollis) muss in 3 Ebenen beschrieben werden: Flexion/Extension, Seitneigung und Rotationsstellung. Die Kopfform muss berücksichtigt werden: Beim Schiefhals tritt häufig ein flacher Hinterkopf (Plagiozephalie), meist kontralateral eine Abflachung der Wange sowie eine Kaudalisierung von Auge und Ohr der ipsilateralen Seite auf.

❯ **Die Palpation ist essenziell beim schmerzhaften Hals und Nacken sowie der Schulter des Kindes: Das Punctum maximum ist genau zu bestimmen. Schmerzhaftigkeit des Deltamuskelbereichs entsteht häufig durch Fraktur einer solitären Knochenzyste.**

Das normale Bewegungsausmaß von Hals, Nacken und Schultern zeigt eine Rotationsfähigkeit des Kopfes von 90° in beide Richtungen, eine Seitneigung mit Berührung des Ohrs an der Schulter, Inklination mit Berührung des Kinns am Brustbein und Reklination des Kopfes um annähernd 90°. Abweichungen hiervon sind zu dokumentieren. Schulterbewegungen werden im glenohumeralen und im skapulothorakalen Gelenk beobachtet und durch Fixierung des jeweils anderen Gelenks differenziert. Rotationsbewegungen werden über das glenohumerale Gelenk vermittelt und bei am Rumpf angelegten Ellenbogen durch ein- und auswärts Bewegung des gebeugten Unterarms gemessen: Sie betragen normalerweise 90° in beide Rotationsrichtungen.

Eine orientierende neurologische Untersuchung ist immer Teil der Gesamtuntersuchung von Halswirbelsäule und Schulter: Subtile motorische Schwächen, sensible Defizite oder Veränderungen der Blasen-Mastdarm-Funktion sind oft erste Zeichen einer oberen zervikalen Läsion. Muskeltestungen des Schulter-Arm-Komplexes zeigen das Ausmaß einer Nerven-Plexus-Läsion, die schon seit Geburt bestehen kann.

Bildgebende Verfahren

Konventionelle Röntgenbilder sind die Standardbildgebung im Hals- und Schulterbereich, ergänzt durch Funktionsaufnahmen in Flexion/Extension und Seitneigung. Ergänzende Bildgebung erfolgt durch Ultraschall und MRT sowie seltener durch CT. Insbesondere das Verhältnis zwischen C1 und C2 ist von besonderer Bedeutung: Instabilitäten in diesem Bereich treten häufig wegen Anomalitäten des Dens axis bzw. des Os odontoideum und den stabilisierenden Bändern auf. Der atlantoaxiale Abstand in Röntgenfunktionsaufnahmen (Inklination/Reklination) gibt hier wertvolle Hinweise: Er beträgt normalerweise nicht mehr als 4 mm bei Kindern.

3.2.3 Differenzialdiagnose kindlicher Nackenschmerzen

Im Gegensatz zu Erwachsenen sind Hals-, Nacken- und Schulterschmerzen bei Kindern ungewöhnlich und haben meist eine organische Ursache (◻ Tab. 3.5).

3.2.4 Schiefhals

Akuter Schiefhals Der Schiefhals tritt spontan nach minimalem Trauma oder HNO-Infektion auf, wobei das Schiefhalten des Kopfes letztendlich nicht erklärbar ist: Muskelspasmen infolge der Lymphadenitis oder minimale Verschiebungen im Bereich der Facettengelenke der HWS

◻ Tab. 3.5 Differenzialdiagnose kindlicher Hals- und Nacken- und Schulterschmerzen

Region	Ätiologie	Erkrankung
Hals/ Nacken	Trauma	– Atlantoaxiale Subluxation/ Dislokation – Fraktur – Weichteilverletzung
	Infektion	– Zervikale Lymphadenitis – retropharyngealer Abszess – Spondylitis – bakterielle Diszitis
	Tumoren	– Eosinophiles Granulom – aneurysmatische Knochenzyste – Osteoblastom – Hämangiom – Osteosarkom – intraspinaler Tumor
	Neurogen	– C1-C2-Instabilität – Tumor, Trauma
	Idiopathisch	– Akuter Schiefhals – abakterielle Diszitis mit Kalzifikation – atlantoaxiale rotatorische Subluxation (AARS)
Schulter	Trauma	– Schlüsselbeinbruch – proximale Humerusfraktur – Frakturierte solitäre Knochenzyste
	Infektion	– Osteomyelitis – Schultergelenkarthritis (septisch)
	Tumore	– Ewing-Sarkom – Humeruszysten
	Radikulär	Nervenwurzelkompression

könnten die Ursache sein. Der Kopf dreht sich auf eine Seite und reduziert dadurch die Halsbeweglichkeit. Röntgenbilder der HWS in 2 Ebenen sind schwer zu interpretieren, die Laborwerte sind meist normal.

Nach 24–48 h verschwindet das Phänomen zumeist genauso spontan, wie es kam. Als initiales Management empfiehlt sich eine Schanz-Wickelhalskrawatte und Ruhe. Bei Persistenz des Schiefhalses ist eine aggressivere Schmerzbehandlung notwendig. Sollte die Symptomatik über eine Woche anhalten, spricht man von einer rotatorischen Verschiebung oder Subluxation. Um eine permanente Fixation zu vermeiden, ist nach genauer Diagnosestellung durch CT (besser als MRT) eine vorsichtige Glisson-Traktion anzulegen, nur in Ausnahmefällen erfolgen Halodistraktion und offene Revision C1/C2 (◻ Abb. 3.26).

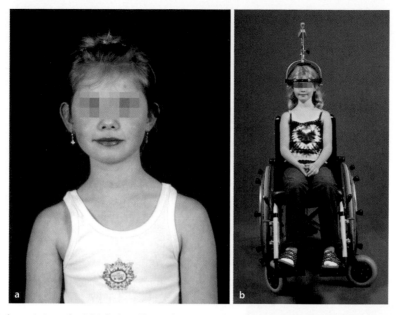

■ **Abb. 3.26a,b Chronisch persistierender Schiefhals. a** Chronische rotatorische atlantoaxiale Subluxation mit Schiefhals, **b** Halodistraktion

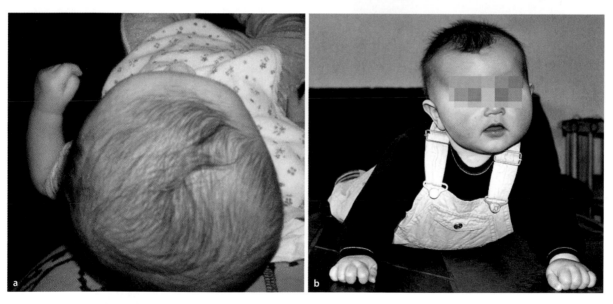

■ **Abb. 3.27a,b Schräglagedeformität mit Flachkopf (Plagiozephalus). a** Asymmetrie des Hinterhaupts, **b** Schiefhaltung des Kopfes

Säuglingsschiefhals Häufige klinische Assoziationen sind Steißlage, Muskelfibrom des M. sternocleidomastoideus und Plagiozephalus (abgeflachtes Hinterhaupt; ■ Abb. 3.27). Gelegentlich lässt sich eine Auftreibung im Halsbereich am M. sternocleidomastoideus tasten. Eine Hüftdysplasie oder -luxation ist sonographisch auszuschließen (s. Übersicht). In 90% der Fälle ist eine spontane Heilung zu beobachten. Der Wert der Physiotherapie und Osteopathie ist umstritten, aber vorsichtige Manipulation an der Hals-wirbelsäule des Kindes durch den Therapeuten als Kontrollinstanz wirkt beruhigend für die Eltern.

Bei dem Begriff der »kopfgelenkinduzierten Symmetriestörung« (KISS-Syndrom) handelt es sich um einen von Therapeuten benutzten Sammelbegriff für kindliche Kopf-Hals-Asymmetrien ohne einheitliche anatomisch-pathophysiologische Grundlage.

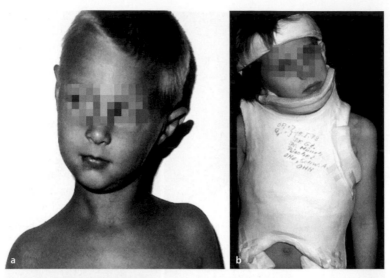

◫ **Abb. 3.28a,b Torticollis muscularis links. a** Vor, **b** nach der Operation mit klassischem Diademgips in gespiegelter Kopfstellung

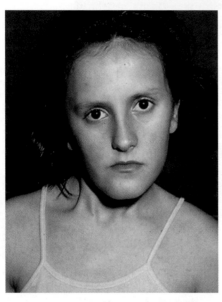

◫ **Abb. 3.29 Torticollis muscularis rechts mit typischer Gesichts-asymmetrie und Kopfschiefhaltung bei einem 12-jährigen Mädchen**

◫ **Tab. 3.6** Zusammenstellung häufiger Torticollisursachen	
Ätiologie	**Kommentar**
Muskulär	Häufigste Form
Akut	Normalerweise schnell verschwindend
Okzipitale-zervikale Knochendefekte	Formations- und Segmentations-störungen der Halswirbelkörper
Verschiedenes	– Spinale Tumoren – Lymphadenitis – Augenfehlfunktion – idiopathisch – atlantoaxiale rotatorische Subluxa-tion (AARS) – psychisch-hysterisch

Jugendlichenschiefhals Bei dieser gravierenderen Form sind meist beide Muskelköpfe kontrakt und erfordern eine operative Korrektur; Physiotherapie ist in der Regel aussichtslos. Als Ursache wird entweder der übersehene Kleinkindesschiefhals oder aber ein sich erst später entwickelnder, unklarer Muskelmechanismus diskutiert. Etwa 10% der Kinder brauchen später eine Operation im Sinne einer meist bifokalen Tenotomie des M. sternocleidomastoideus, gefolgt von einer überkorrigierenden Gips- oder Schienen- bzw. Halskrawattenbehandlung (◫ Abb. 3.28 u. ◫ Abb. 3.29; ◫ Tab. 3.6).

Abzuklärende Ursachen für einen Schiefhals

▬ Knöcherne HWS-Deformitäten: Klippel-Feil-Syndrom
▬ vermindertes einseitiges Hörvermögen
▬ Augenmuskelparesen oder Visuseinschränkungen
▬ Fehlbildungen des Rückenmarkes oder Tumoren der hinteren Schädelgrube
▬ medikamentöser Schiefhals (Metoclopramid)

3.2.5 Sprengel-Deformität

Es handelt sich um eine kongenitale Fehlbildung mit meist einseitigem Hochstand der Skapula infolge eines Maldeszensus von Schulterblattmesenchym im zweiten Fetalmonat (◫ Abb. 3.30). Häufig (70%) assoziiert mit anderen

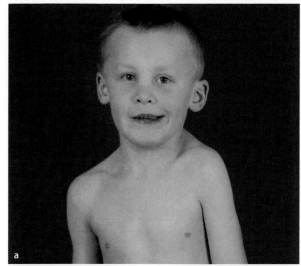

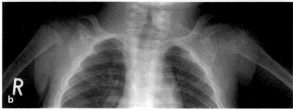

⬛ Abb. 3.30a,b Schulterblattdeformität links bei einem 5-jährigen Jungen. a Klinisch, **b** im Röntgenbild zeigt sich eine hochstehende Skapula (Sprengel-Deformität)

Fehlbildungen. Oft verbleibt vom Schulterblatt ausgehend eine Verbindung mit den Querfortsätzen der unteren Halswirbelkörper in Form eines fibrösen Stranges oder eines sog. Os omovertebrale. Funktionsverluste im Skapulothorakalgelenk führen zu Abduktionsdefiziten des Schultergelenks, da nur im Glenohumeralgelenk bewegt werden

kann. Die Behandlung erfolgt möglichst in der ersten Lebensdekade ausschließlich operativ und beinhaltet ein ausgedehntes Weichteil-Release und eine distale Muskelzügelung des Schulterblatts (z. B. Operation nach Woodward; ⬛ Abb. 3.31).

3.2.6 Klippel-Feil-Syndrom

Bei dieser seltenen Fehlbildung handelt es sich um kombinierte Segmentations- und Formationsstörungen der Halswirbelsäule, häufig assoziiert mit renalen und kardialen Defekten. Klinisch führt dies zu einer Verkürzung des Halses und zu einer Einschränkung der HWS-Beweglichkeit. Wegen der ausgedehnten Fusion im HWS-Bereich wird die Beweglichkeit auf einige wenige Segmente reduziert, was durch Überlastung zur Instabilität der HWS führt und in dieser Konsequenz zu Rückenmarkverletzungen. Aus diesem Grund besteht die Behandlung dieses Syndroms in der ärztlichen Beobachtung, dem Ausschluss begleitender Fehlbildungen und der Einschränkung sportlicher Aktivitäten. Eine ursächliche operative Therapie ist nicht möglich.

3.2.7 Klavikulapseudarthrose

Es handelt sich um eine seltene Fehlbildung meist der rechten Klavikula. Sie sind evtl. auf störende Pulsationen der A. subclavia zurückzuführen, die die Verbindung der beiden Knochenkerne der Klavikula behindert. Klinisch imponiert ein Höcker auf dem Schlüsselbein, der meist operativ im Rahmen einer Pseudarthrosenausräumung und Plattenosteosynthese/Spongiosaplastik beseitigt wird.

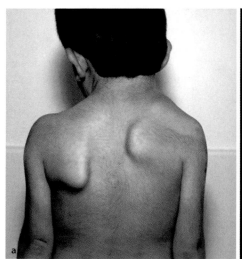

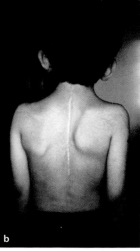

⬛ Abb. 3.31a,b Sprengel-Deformität rechts bei einem 5-jährigen Jungen. a Vor, **b** nach der Schulterblattdistalisierung (Operation nach Woodward)

3.2.8 Habituelle Schulterluxationen

Die Habituelle Schulterluxationen ist eine seltene Problematik schlacksiger Jugendlicher, die meist schmerzfrei ein- oder zweiseitig ihre Gelenke sub- oder vollständig luxieren können. Dies geschieht häufig im Rahmen »akrobatischer« Vorstellungen, weswegen die initiale Therapie in der Vermeidung der gewollten Luxation besteht. Parallel dazu erfolgen ein Training der schulterumgreifenden Muskulatur und die Vermeidung gefährdender Sportarten (Volleyball etc.).

Operative Verfahren sind bis zum Erwachsenenalter zu vermeiden, auch wenn es sich als Ursache um die noch selteneren schweren Glenoiddysplasien handelt; im Allgemeinen verschwindet das Phänomen der Schulterluxierfähigkeit im weiteren Wachstum. Abzugrenzen sind willentliche Luxationen meist pubertierender Mädchen. Zugrundeliegende psychische Störungen sind dann zu eruieren (»Anorexia nervosa der Schulter«).

3.2.9 Geburtstraumatische Lähmungen

Diese Schulter-Arm-Lähmungen resultieren aus einer Verletzung des Brachialplexus verschiedenen Ausmaßes und verschiedener Höhe während des Entbindungsvorgangs. Die Inzidenz ist deutlich zurückgegangen aufgrund verbesserter Entbindungstechniken. Etwa 80% der Lähmungen bilden sich spontan innerhalb des ersten Jahres zurück. Die neurochirurgische Plexusrekonstruktion ist möglich, aber nicht weit verbreitet. Sekundäre unvollständige Funktionsverbesserungen von bestehenden Lähmungen bei älteren Kindern und Jugendlichen können durch Sehnentranspositionen und Rotationsosteotomien an Humerus und Unterarm verbessert werden.

> **Klassifikation geburtstraumatischer Lähmungen**
> - Typ I: Erb-Plexusparese
>   - Höhe: C4–C6
>   - Klinik: Abduktionsdefizit der Schulter und Pronationskontraktur des Unterarms
> - Typ II: Klumpke-Plexusparese
>   - Höhe: C8–Th1
>   - Klinik: weitgehende Lähmung im Handbereich
> - Typ III: komplette Plexusparese mit Lähmung/ Schwäche des gesamten Arms

3.2.10 Atlantoaxiale Instabilität

Ursache sind Fehlbildungen des Dens axis bzw. des Os odontoideum oder Hyperlaxitäten des Kapsel-Band-Apparats der Region. Betroffen sind Kinder mit Down-Syndrom, rheumatoider Arthritis und mit dysproportioniertem Zwergwuchs. Sportliche Aktivitäten mit Halswirbelsäulenstress sollten vermieden werden. Intubationen bei Vollnarkose müssen mit äußerster Vorsicht durchgeführt werden.

3.3 Oberarm, Unterarm und Hand

3.3.1 Entwicklung

Die Knospen der oberen Extremitäten entwickeln sich in der 4.–8. Fetalwoche. Die meisten der angeborenen Defekte dieser Region haben ihren Ursprung in dieser Entwicklungsperiode. Etwa in der 7. Fetalwoche dreht sich die gesamte Extremität nach lateral, sodass der Daumen sich in einer seitlichen Position einstellt.

Das stärkste Wachstum des Arms findet in Wachstumszonen nahe der Schulter und des Handgelenks statt. Während der Kleinkindeszeit schreitet die Funktion der Hand in definierten Schritten voran. Bimanuelle Funktionen verfeinern sich im zweiten Lebensjahr: Sowohl feine als auch gröbere motorische Funktionen entwickeln sich mit zunehmendem Alter (◘ Tab. 3.7).

3.3.2 Angeborene Defekte

Kongenitale Fehlbildungen der oberen Extremität sind häufig und vielfältig. Deformierungen durch intrauterine Einklemmungen oder Raumnot sind im Bereich der oberen Extremitäten hingegen selten. Insgesamt liegt die Häu-

◘ **Tab. 3.7** Handfunktion in Korrelation zum Alter

Alter	Funktion der Hand
1 Monat	Hand wird zur Faust geschlossen
2 Monate	Hand wird geöffnet
3 Monate	Halten von Objekten
5 Monate	Primitiver Dreifingergriff
9 Monate	Kann mit Fingerspitze drücken (»pieken«)
12 Monate	Nimmt große Objekte auf, bimanuelle Handnutzung
18 Monate	Türmt Bauklötze auf
3 Jahre	Kann Kleider knöpfen
4 Jahre	Kann einen Ball werfen
5 Jahre	Kann einen Ball fangen

⬛ Tab. 3.8 Klassifikation der angeborenen Fehlbildungen der oberen Extremitäten

Defektmechanismus	Kategorie	Defektlokalisation
Formationsstörung	Transversale Fehlbildung	– »Amputationen« – hypoplastische Finger
	Longitudinale Fehlbildung	– Robbenhändigkeit (Phokomelie) – radiale Klumphand – Spalthand – ulnare Klumphand
Differenzierungsstörungen	Synostosierung	Radioulnare Synostose
	Trennungsstörung von Haut und -Weichteilen	– Komplexe (knöcherne, häutige) Syndaktylie – einfache (knöcherne, häutige) Syndaktylie – Radiusköpfchen(sub-)Luxation
Duplikationen	Daumen	– Doppeldaumen – triphalangealer Daumen
	Finger	– Zentrale Polydaktylie – Duplikation des Kleinfingers
Asymmetrisches Wachstum	Weichteile	Pterygium cubitale (»Flügelfell«)
	Knochen	– Kamptodaktylie (Flexionskontraktur der Finger) – Klinodaktylie (Varusfehlstellung des Kleinfingers)
Überschießendes Wachstum	Generalisiert	Gigantismus
	Lokalisiert (z. B. Ringband)	Schnellender Finger (»trigger finger«)
Amniotische Abschnürungen, Konstriktionsbänder	Weichteile	Schnürfurchensyndrom

figkeit in der Größenordnung von ca. 0,15%, wobei ein Zehntel davon ausgedehntere funktionelle oder kosmetische Behinderungen hinterlässt. Zusammenfassend sind Fehlbildungen der oberen Extremitäten zumeist Ausdruck von Syndromen. Radiale oder ulnare Defekte sollten immer Anlass sein, nach weiteren, möglicherweise versteckten Veränderungen zu suchen (⬛ Tab. 3.8).

3.3.3 Diagnostik

Die Untersuchung beginnt mit der Beobachtung der Position und Ausrichtung der oberen Extremitäten zum Rumpf. Jegliche Asymmetrie ist festzuhalten (⬛ Abb. 3.32), genauso wie Differenzen der spontanen Beweglichkeit. Beweglichkeitsverluste können als Ursache eine geburtshilfliche Plexusschädigung haben oder (eher und häufiger) als Pseudoparalyse durch Trauma oder Infektion entstanden sein. Ein Kleinkind mit einer Klavikulafraktur oder einer septischen Arthritis des Ellenbogens wird spontan die Armbeweglichkeit einschränken.

Die natürliche Valgusstellung des kindlichen Ellenbogens von 0–10° in der anatomischen Frontalposition des Kindes ist zu beachten: Dieses als »Tragewinkel« bezeichnete Verhältnis zwischen Ober- und Unterarm kann nach

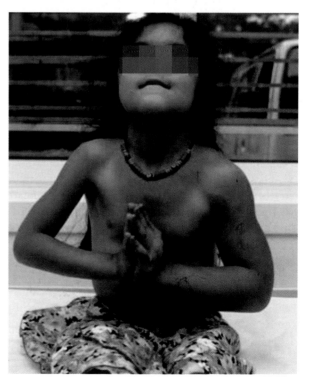

⬛ Abb. 3.32 Idiopathische Hemihypertrophie des linken Arms bei einem 7-jährigen Mädchen

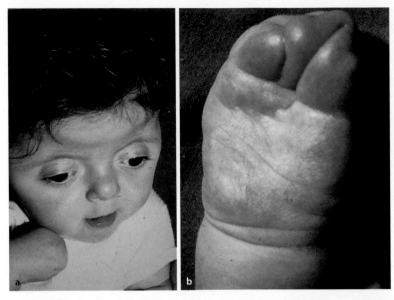

◻ **Abb. 3.33a,b** Apert-Syndrom (Akrozephalosyndaktylie) mit vorgewölbter Stirn durch Verschluss der Schädelnähte (a) und ausgeprägter Syndaktylie (b)

fehlverheilten, suprakondylären Frakturen in eine varische Fehlstellung abweichen. Nagelveränderungen und charakteristische Fingerdysmorphien sind zu beachten, wie sie bei einer Vielzahl von Syndromen auftreten (◻ Abb. 3.33).

3.3.4 Longitudinale Fehlbildungen

Longitudinale Fehlbildungen betreffen zumeist den Unterarm und imponieren hier durch komplettes Fehlen oder durch Hypoplasie eines der beiden langen Röhrenknochen, Radius oder Ulna. Je nachdem, welcher der beiden Knochen betroffen ist, fehlen auch die zugehörigen Handbereiche und Fingerstrahlen: Ist der Radius betroffen, sind Daumen und Zeigefinger absent oder hypoplastisch (◻ Abb. 3.34), betrifft es die Ulna, dann sind die Strahlen III–V verändert oder fehlend. Radiale oder ulnare Klumphände verschiedenen Ausmaßes entstehen und bedürfen gelegentlich funktionsverbessernder Orthesen oder (selten) stabilisierender Operationen.

Der Humerus ist meist nicht oder nur geringgradig betroffen und hat keinen Einfluss auf die Funktionssituation. Ausnahme ist die seltene sog. zentrale longitudinale Fehlbildung mit komplettem oder graduellem Verlust von Humerus und/oder Ulna bzw. Radius bei Erhalt der Hand, Robbengliederigkeit genannt (Phokomelie; ◻ Abb. 3.35)

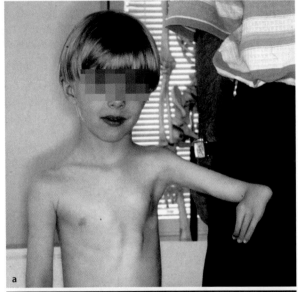

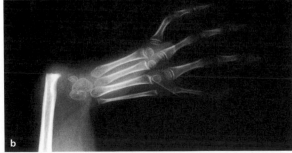

◻ **Abb. 3.34a,b** Poland-Syndrom mit M.-pectoralis-Hypoplasie, longitudinaler Fehlbildung des Unterarms und Verlust des Radius und der Fingerstrahlen I und II. **a** Klinisch, **b** im Röntgenbild

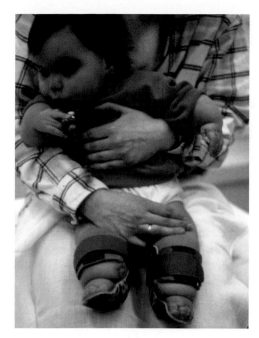

Abb. 3.35 Distale Robbenärmigkeit (»Phokomelie«) durch aplastische Unterarm- und Unterschenkelknochen

3.3.5 Transversale Fehlbildungen

Diese Fehlbildungen haben amputationsähnlichen Charakter und treten häufiger im Bereich der Unterarme (links häufiger als rechts) auf. Der Ellenbogen ist meist intakt, der Stumpf weich gedeckt und von unterschiedlicher Länge. Häufig finden sich weichteilige Fingerknospen mit einem Restfingernagel am Stumpfende und sensorischer, aber ohne motorischer Kompetenz, ähnlich einem Miniaturfinger.

In Europa hat sich in diesen Fällen durchgesetzt, dem Kind nach ausgiebiger Austestung über mehrere Jahre und Probeversorgung mit einem sog. »Patschhand-Unterarm« (ab dem 2. Lebensjahr) später mit dem 6. Lebensjahr eine Eigenkraft- oder myoelektrische Prothese anzubieten (■ Abb. 3.36 u. ■ Abb. 3.37). Mit einer derartigen Versorgung lassen sich einfache Funktionen (Greifen, Handgelenkrotation) der Hand nachahmen und für schulische und später berufliche Zwecke sinnvoll einsetzen.

3.3.6 Radioulnare Synostose

Die Fusion zwischen Radius und Ulna findet zumeist proximal statt, gelegentlich beidseitig, meist als isolierter Defekt. Es resultiert ein Rotationsdefizit im Unterarm (■ Abb. 3.38). Die Stellung der fixierten Rotation ist ausschlaggebend für eine etwaige Therapie: Liegt eine relativ neutrale Position zwischen Supination und Pronation vor, sollte nicht operativ interveniert werden. Fettlappeninterpositionen nach Synostosenlösung haben eine hohe Versagerquote. Gute Resultate bei Extremrotationen sind durch proximale Unterarmumstellungsosteotomien in Richtung der Neutralstellung zu erzielen.

3.3.7 Radiusköpfchenluxation

Das Radiusköpfchen kann bereits bei Geburt komplett luxiert sein (in Kombination mit anderen Defekten) oder aber im Verlauf des Wachstums graduell (sub-)luxieren. Klinisch zeigt sich eine reduzierte Unterarmrotationsfähigkeit, meist zusammen mit einer reduzierten Beugefähigkeit im Ellenbogen (bei vorderer Luxation). Durch die

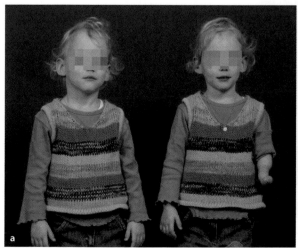
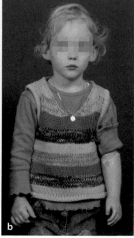

Abb. 3.36a,b Transversale Unterarmfehlbildung bei einem 5-jähigen Zwillingsmädchen. **a** Vor, **b** nach Versorgung mit »Patschhand-Unterarmprothese«

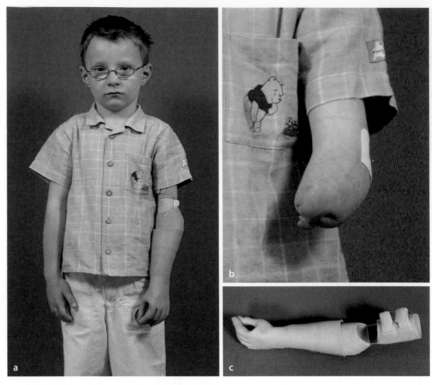

◘ **Abb. 3.37a–c Transversale Unterarmfehlbildung. a** Typische »Knospenbildung« am Stumpf, **b, c** Versorgung mit myoelektrischer Unterarmprothese

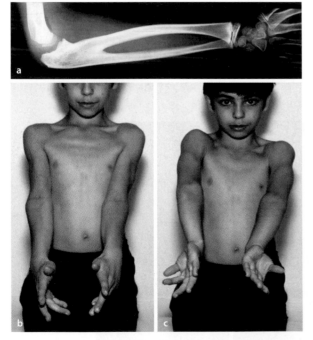

◘ **Abb. 3.38a–c Proximale radioulnare Synostose beidseits bei einem 9-jährigen Jungen. a** Röntgenbild, **b** Supinationsdefizit beidseits, **c** vollständige Pronation beidseits

Luxation verkürzt sich der radiale Unterarmstrahl mit Prominenz des Ulnaköpfchens am Handgelenk.

Operative Repositionsversuche des Radiusköpfchens bei kongenitalen Luxationen sind nicht immer erfolgreich. Dies gilt allerdings nicht in gleichem Maße für posttraumatische, gelegentlich schleichende Luxationen bei unerkannten posttraumatischen Ulnabeugefehlstellungen oder Ulnaschaftverkürzungen. Hier können komplexe operative Korrekturen angestrebt werden. Bei schmerzhafter angeborener Radiusköpfchenluxation kann nach Wachstumsabschluss eine Resektion sinnvoll sein.

3.3.8 Radiale Klumphand

Fehlen oder Minderwuchs des Radius im Unterarm mit der dazugehörigen Muskulatur können eine schrittweise Fehlstellung der Hand im Handgelenk produzieren (◘ Abb. 3.39 u. ◘ Abb. 3.40). Man berücksichtige in diesem Zusammenhang renale, kardiale und hämatologische syndromatische Miterkrankungen, wie z. B. familiäre Formen der multiplen Osteochodromerkrankung (kartilaginäre Exostosen) mit progredienter Radialabkippung der Hand oder das TAR-Syndrom (»thrombocytopenia-absent radius syndrome«, ◘ Abb. 3.41).

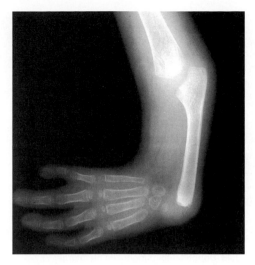

Abb. 3.39 Radiusaplasie mit Klumphand und Fehlen des ersten Radialstrahls (Daumen)

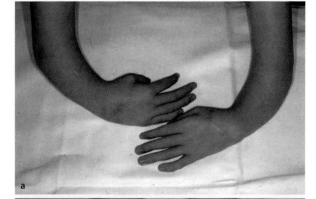

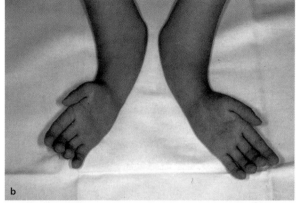

Abb. 3.41a,b TAR-Syndrom mit radialer Klumphand beidseits bei einem 12-jährigen Mädchen. a Pronation, b Supination

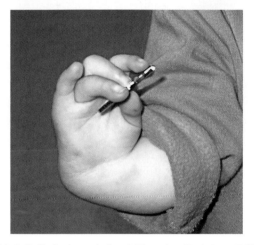

Abb. 3.40 Radiushypoplasie mit Klumphand bei einem 3-jährigen Mädchen

tieren. Der Radius ist meist stark verbogen, die Ulna mit dem Humerus synostotisch verbunden. Fibröse Reste der Ulnaanlage lassen den Unterarm in eine ulnare Konkavität wachsen (Abb. 3.42). Meist liegen weitere komplexe Fehlbildungen vor. Die Therapie wird nach funktionellen Anforderungen und gemäß der Wachstums- und Deformationsprognose individuell abgestimmt.

Milde Formen der Radiushypoplasie ohne funktionelle Auswirkungen werden meist gar nicht oder lediglich mit Orthesen behandelt und im Wachstum beobachtet. Klumphände bei Radiusaplasien werden zumeist ähnlich dem Klumpfuß initial durch Redressionsgipse reponiert und noch im ersten Lebensjahr operativ auf den Ulnakopf zentralisiert. Dies beinhaltet Weichteillösungen, Kapselraffungen, Stabilisierung der Hand zentral über dem Ulnaende und Sehnentransfer.

3.3.9 Ulnare Klumphand

Fehlen oder Minderwuchs der Ulna im Unterarm mit der dazugehörigen Muskulatur können in einer schrittweisen ulnarseitigen Fehlstellung der Hand im Handgelenk rcsul-

3.3.10 Syndaktylie

Diese häufigere Fehlbildung betrifft partiell oder vollständig nur die Weichteile oder auch die Knochen. Oft zwischen Mittel- und Ringfinger und häufig beim Poland-, Apert- oder Schnürfurchen-Syndrom (Abb. 3.33 u. Abb. 3.34). Korrektur durch operative Trennung im Kleinkindesalter bei Weichteilsyndaktylien und nach der ersten Lebensdekade bei knöchernen Syndaktylien.

3.3.11 Polydaktylie

Duplikationen sind in ihrem Erscheinungsbild extrem variabel und häufig. Betroffen sind der Daumen genauso

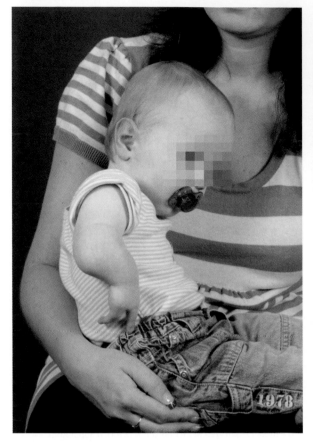

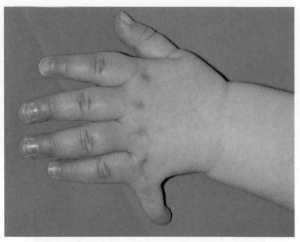

◪ Abb. 3.43 Doppelfehlbildungen am Kleinfinger

◪ Abb. 3.42 Ulnare Klumphand bei Hypoplasie der Ulna und Fehlen von Fingerstrahlen II, IV und V

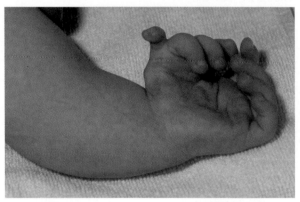

◪ Abb. 3.44 Polydaktylie mit inkompletter Doppelbildung der Hand (Spiegelhand)

wie andere Finger (◪ Abb. 3.43). Rein häutige, funktionslose Duplikationen treten auf, ebenso solche mit Knochen- und Weichteilbeteiligung (◪ Abb. 3.44). Einfache Duplikationen werden leicht im Kleinkindesalter entfernt, komplexere später im Kindesalter.

3.3.12 Fingerverbiegungen

Fingerverbiegungen treten in der Frontal- oder Sagittalebene auf und lassen zumeist (mit Ausnahme der Kamptodaktylie) eine knöcherne Deformierung erkennen. Die Kamptodaktylie ist eine progrediente Beugefehlstellung aller Langfinger im DIP- und PIP-Gelenk mit nur geringgradiger Funktionsbehinderung. Die Behandlung beinhaltet die Orthesenversorgung und – selten – eine operative Korrektur.

Die Klinodaktylie ist eine knöcherne Fingerverbiegung in der Frontalebene in Varusrichtung des DIP- bzw. PIP-Gelenks. Sie tritt beidseits auf und ist selten funktionell störend. Häufig in Zusammenhang mit Syndromen. Korrekturosteotomien sind gelegentlich angeraten.

Die Deltaphalanx ist eine durch ein kleines dreieckiges, interponierendes Ossikel hervorgerufene Fingerverkrümmung. Korrekturosteotomien nach der ersten Lebensdekade.

3.3.13 Makrodaktylie

Übermäßiges Größenwachstum von Fingern tritt entweder primär als alleinstehende Fehlbildung auf (◪ Abb. 3.45) oder sekundär im Zusammenhang mit vielfältigen Syndromen (◪ Tab. 3.9). Bei primären Makrodaktylien sind die Gewebe abgesehen von Größe und Volumen normal. Bei sekundären Formen sind die Gewebe anormal verändert: Teigige Hautveränderungen oder Hämangiome unter der Haut lassen Syndrome vermuten. Die Behandlung ist häufig schwierig: Weichteilreduktionsplastiken, Knochenverkürzungen, Epiphyseodesen, (Teil-)Amputationen können notwendig werden.

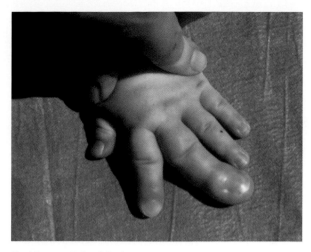

◻ **Abb. 3.45** Makrodaktylie

◻ **Tab. 3.10** Klassifikation der Makrodaktylie

Kategorie	Erkrankung
Primär	– Proportioniertes Wachstumsmuster – beschleunigtes Wachstum (nach Trauma etc.)
Sekundär	– Klippel-Trenaunay-Weber-Syndrom (Hämangiomatose) – Lymphangiomatose – Neurofibromatose – fibröse Dysplasie – Lipom – desmoidaler Tumor

◻ **Tab. 3.9** Osteochondrosen der oberen Extremität

Erkrankung	Lokalisation
M. Hass	Humeruskopf
M. Panner	Capitulum humeri
M. Kienböck	Os lunatum
M. Mauclaire	Köpfe der Metakarpalia
M. Thiemann	Basen der Phalangen

3.3.14 Schnellender Finger

Schnellende Finger sind die Folge einer knotigen Verdickung der Beugesehne oder der Beugesehnenscheide. Der Knoten kann sich keilförmig verformen und im Bereich der Ringbänder einklemmen, was zu einem Bewegungsstopp des Fingers in Beugung führt. Kleinere Knoten schieben sich durch das Ringband, wodurch sich der Bewegungsstopp plötzlich mit einem Schnappen löst. Erworbene und angeborene Formen sind bekannt; der Daumen ist am häufigsten betroffen.

30% der Fälle erfordern keine Behandlung, weitere 30% können durch Schienung gebessert werden. Die übrigen Fälle sind nur durch eine operative Behandlung zu beheben: Eine Ringbandspaltung auf Höhe des Fingergrundgelenks ist hier notwendig. Das Knötchen verschwindet später allein.

3.3.15 Madelung-Deformität

Es handelt sich um einen Defekt der palmar-ulnaren Portion der Wachstumsfuge des distalen Radius mit progredienter Deformität. Folge sind eine Verkürzung des Radius mit Verkippung seiner distalen Gelenkfläche nach palmar. Mädchen sind häufiger betroffen, auch beidseits. Autosomal dominante Erbfaktoren spielen eine wichtige Rolle. Blande Formen bedürfen keiner Behandlung; stärkere Deformierungen werden mit Epiphyseodesen bzw. Verkürzungsosteotomien der distalen Ulna und Gelenkflächenkorrekturosteotomien des distalen Radius behandelt.

3.3.16 Osteonekrosen

Osteonekrosen sind idiopathische, möglicherweise entzündliche Störungen der Durchblutung der gelenknahen Epiphysen: Zunächst homogene Ossifikationszentren fragmentieren, der korrespondierende Gelenkknorpel erweicht, um dann über Monate und Jahre wieder zu heilen. Im Bereich des Arms ist das Capitulum humeri der häufigste Prädilektionsort (M. Panner; ◻ Tab. 3.10).

Beim kleineren Kind tritt Bewegungsschmerz im Ellenbogen auf, im Röntgenbild ist der fragmentierte Knochenkern am Capitulum humeri zu erkennen. Nach Monaten kommt es zu einer Restitutio ohne ärztliche Intervention.

Beim Jugendlichen kann der M. Panner durch ellenbogenbelastenden Sport hervorgerufen werden (z. B. rezidivierende Mikrotraumen): Nicht selten kommt es zu freien Gelenkkörpern, die Blockierungen hervorrufen. Arthroskopische Gelenkrevisionen zur Entfernung dieser Gelenkkörper sind meist notwendig. Die osteonekrotischen Herde können durch retrograde Anbohrungen und ggf. Spongiosaumkehrplastik in der Durchblutung gebessert werden. Damit wird die Voraussetzung zum Wiederaufbau geschaffen.

3.4 Kindliches Hüftgelenk

3.4.1 Hüftgelenksdysplasie

Bereits Hippokrates beschrieb in seinem Werk »Über die Krankheiten« im Kapitel »Über die Gelenke« das Krankheitsbild der Hüftluxation mit seinen Symptomen der Bewegungseinschränkung und der Beinlängendifferenz, ohne sich zu den Themen Ätiologie, Pathogenese und Frühdiagnose genauer zu äußern. Wilhelm Roser empfahl 1879, die Position der Beine beim Neugeborenen zu beachten, um nicht erst Jahre später eine böse Überraschung nach Gehbeginn der Kinder mit luxiertem Hüftgelenk zu erleben.

Doch erst mit den systematischen Arbeiten von Ortolani aus dem Jahr 1937 und später durch von Rosen im Jahr 1956 stand eine routinemäßige klinische Untersuchung des Neugeborenen nach einer standardisierten Methode zur Verfügung. Revolutioniert wurde die Frühdiagnostik schließlich durch die von Graf (1984) angegebene und standardisierte Ultraschalldiagnostik des Säuglingshüftgelenks.

> ❯ Die routinemäßige Vorsorgeultraschalluntersuchung der Hüftgelenke des Neugeborenen im Rahmen der vorgeschriebenen Kindesuntersuchungen U2 und U3 ermöglicht eine frühestmögliche Feststellung einer Hüftdysplasie und dementsprechend einen raschen und effektiven Behandlungsbeginn.

■ **Synonyme**
Hüftgelenksunreife, erworbene Hüftgelenkluxation.

■ **Definition**
Bei der Hüftgelenksdysplasie oder -unreife handelt es sich um eine Entwicklungsstörung im Bereich der Hüftgelenkpfanne (Azetabulum), die unbehandelt zu einer Hüftgelenkluxation oder -ausrenkung führen kann. Sie ist bei regionalen Unterschieden die häufigste Fehlbildung des wachsenden kindlichen Skelettes, welche in unbehandelter Form zu einer manifesten Behinderung mit »Watschelgang«, eingeschränkter Gehfähigkeit und frühzeitiger Koxarthrose mit den daraus resultierenden hohen Behandlungskosten und den erheblichen persönlichen und sozialen Problemen.

■ **Epidemiologie**
Die Hüftgelenksdysplasie wird in Mitteleuropa mit einer Inzidenz von 2–4% der Geburten beobachtet (Tönnis 1984). Manifeste Hüftgelenksluxationen und -subluxationen allerdings werden nur in 0,2% der Routinesäuglingsuntersuchungen mittels Sonographie festgestellt. Das Ge-

schlechterverhältnis männlich zu weiblich wird mit 1:5 bis 1:8 angegeben, wobei das linke Hüftgelenk häufiger und stärker betroffen ist als das rechte.

■ **Ätiologie und Pathogenese**
Ätiologisch wird ein multifaktorielles Geschehen diskutiert. Neben erblichen Faktoren, die zu einer Häufung von Hüftdysplasien bei familiärer Disposition führen, sind mechanische, hormonelle und neurologische Einflüsse beschrieben worden. So werden Fehlproportionen zwischen Gebärmutter und Fetus während der Schwangerschaft genauso in der Analyse berücksichtigt wie eine geringe Fruchtwassermenge (Oligohydramnion).

Entsprechend der mechanischen Hypothese entwickelt sich das Hüftgelenk nur dann regelrecht, wenn den Beinen des Fetus genügend Bewegungsfreiheit in allen Bewegungsrichtungen zur Verfügung steht. Insbesondere Adduktions-Beuge-Fehlhaltungen im Rahmen von Raumnot in der Gebärmutter oder auch durch dysbalancierte Fehlinnervation führt zu einer ungünstigen Belastung lateraler Pfannenanteile des Os ileum mit Fehlwachstum und resultierender mangelnder Pfannenüberdachung.

Andererseits kann Raumnot und/oder Fehlinnervation (Spastizität, asymmetrische Lähmung) auch zu einer inadäquaten Entwicklung des koxalen Femurendes mit vermehrter und persistierender Schenkelhalsantetorsion (Coxa antetorta) und -valgität (Coxa valga) führen. Die erhöhte Inzidenz der Pfannendysplasie auf der linken Seite ist vermutlich auf die Prädominanz der sog. ersten geburtshilflichen Lage des Fetus mit vermehrter linksseitiger Hüftadduktion für eine lange Zeit der Schwangerschaft zurückzuführen.

■ **Diagnostik**
■■ **Klinische Untersuchung**
Sie besteht in der Untersuchung von Bewegungseinschränkungen, Faltenasymmetrien, Tastbefunden und insbesondere Feststellung von Instabilitäten in Rücken- und Bauchlage des Neugeborenen. Die Wertigkeit der klinischen Zeichen, die auf eine Hüftgelenksdysplasie und ggf. einer Luxation hinweisen können, muss in Abhängigkeit zum Alter und zum Schweregrad der Veränderungen bezüglich Gelenkkongruenz und etwaiger Dislokation der Gelenkpartner gesehen werden. Da mehr als die Hälfte aller Hüftdysplasien im Rückblick allerdings klinisch stumm verläuft, ist für die Mehrheit der Fälle neben der klinischen Untersuchung ein bildgebendes Verfahren unerlässlich.

Abduktionseinschränkung und Beinverkürzung Diesem Zeichen kommt erst nach der Neugeborenenperiode eine Bedeutung zu, da die Prüfung direkt nach Geburt häufig falsch-negative Befunde ergibt. Kontrakturen der Adduktorenmuskulatur, wie sie bei Hüftreifungsstörungen gese-

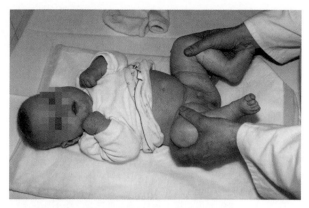

Abb. 3.46 Normaler Abspreiztest bei einem 12 Wochen alten Säugling in Hüft- und Kniebeugung

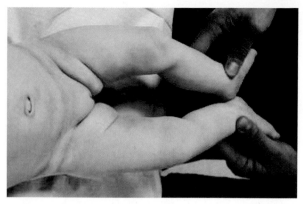

Abb. 3.48 Faltenasymmetrie und Beinverkürzung mit Hüftkopfluxation links bei einem 8 Wochen alten Säugling

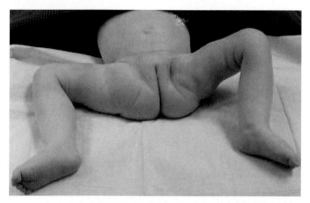

Abb. 3.47 Abspreizdefizit der linken Hüfte mit scheinbarer Verkürzung des linken Oberschenkels bei Hüftkopfluxation links bei einem 12 Wochen alten Säugling

hen werden, können direkt nach der Geburt im Seitenvergleich Werte von weniger als 10° annehmen und damit sehr unzuverlässig zu prüfen sein (**Abb. 3.46** u. **Abb. 3.47**). Beidseitige Abduktionsdefizite sind oft schwer zu erkennen oder können gelegentlich bei beidseitiger kompletter Luxation vollständig fehlen. Asymmetrische Befunde bedürfen der Abklärung. Dies trifft natürlich auch für die nur bei stattgehabter Luxation beobachtbare Beinverkürzung zu.

Faltenasymmetrie Das Relief der Hautfalten kann in der Frühdiagnostik einer stattgehabten Hüftluxation asymmetrisch sein, wobei die Signifikanz dieses Zeichens als gering erachtet wird. Auch bei völlig normalen Kindern zeigen sich gelegentlich klinisch unbedeutende Faltenreliefunterschiede (**Abb. 3.48**).

Tastbefunde und Stabilitätsprüfungen Die Feststellung der Stabilität des Hüftkopfes in der Hüftpfanne ist das Hauptziel der klinischen Untersuchung. Dies wird mit dem Roser-Ortolani-Zeichen oder dem Barlow-Test ge-

prüft. Hierbei handelt es sich um die Auslösung eines schnappenden Geräusches und/oder Gefühls an den Fingerspitzen des Untersuchers. Es tritt bei instabilen Hüften innerhalb der ersten Lebenstage und -wochen auf, wenn der Hüftkopf unter Adduktion und leichtem Druck über den azetabulären Rand hinausgeschoben werden kann und dann bei Abduktion mit einem hör- und/oder fühlbaren Schnappen wieder in das Zentrum des Azetabulums zurückgleitet. Über das Ausmaß und den wahren Grad einer Instabilität und Dysplasie des Hüftgelenks geben diese Tests allerdings nicht ausreichend Informationen.

▪▪ Bildgebende Verfahren

Hüftgelenkssonographie Als Forderung gilt, eine Hüftdysplasie zum Zeitpunkt der Geburt zu erkennen, um eine notwendige Therapie sofort einleiten zu können. Bezüglich der physikalischen Gewebeeigenschaften des Säuglingsskeletts ergibt sich daraus als einzig sinnvolles, weil wenig invasives, preiswertes und hochspezifisches bildgebendes Verfahren die Ultraschalluntersuchung. Diese wird mit hochauflösenden 7,5-Mhz-Linearschallköpfen im sog. B-Mode-Verfahren durchgeführt.

Der Säugling wird zum Zweck der Untersuchung entkleidet und in einer Lagerungsschale in Seitlage verbracht (**Abb. 3.49**), um einen Bildschnitt in der Frontalebene durch das Azetabulum zu erzeugen. Hierzu wird auf Höhe des großen Trochanters in der Längsachse des Körpers unter leichter Flexion der Hüfte (30°) in neutraler Adduktion der Linearschallkopf aufgesetzt.

Auf dem erzeugten Ultraschallbild werden die anatomischen Landmarken markiert: Laterales und terminales Os ileum, knöcherner und knorpeliger Pfannenerker, Labrum acetabulare. Neben einer Grundlinie senkrecht auf dem knöchernen Erker stehend werden nun 2 Hilfslinien zur Bestimmung des knöchernen α-Pfannendachwinkels und des knorpeligen β-Pfannenerkerwinkels angelegt (**Abb. 3.50** u. **Abb. 3.51**. Die erzielten Winkelwerte wer-

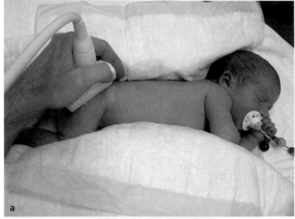

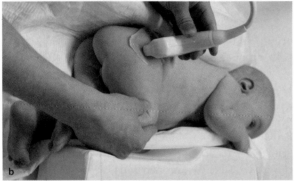

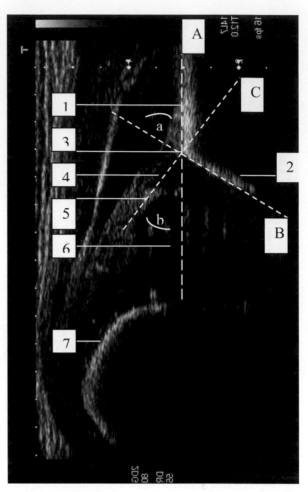

◘ **Abb. 3.49a,b Hüftsonographie nach Graf in Lagerungsschale.**
a Linkes Hüftgelenk, **b** rechtes Hüftgelenk Abb. spiegeln

◘ **Abb. 3.50 Normales Hüftsonogramm (Typ Ia nach Graf) einer Säuglingshüfte mit Vermessungslinien und Landmarken: 1 laterales Os ileum, 2 terminales Os ileum (Y-Fuge), 3 knöcherner Pfannenerker, 4 knorpeliger Pfannenerker, 5 Labrum acetabulare, 6 Hüftkopf, 7 Knorpel-Knochen-Grenze, A Grundlinie, B Pfannendachlinie, C Labrumlinie, a α-Winkel, b β-Winkel**

den mit dem Alter des Kindes in Relation gesetzt. Nach Abschluss des 3. Lebensmonats mit der Kinderuntersuchung U4 sollte bei ausgereiften Verhältnissen ein α-Wert von >64° und ein β-Wert von <55° vorliegen (◘ Abb. 3.52).

Die Hüftsonographie kann je nach Verknöcherungsgeschwindigkeit theoretisch bis zum 6.–8. Lebensmonat zur Diagnostik und zum Therapieverlauf eingesetzt werden. Frühestens ab dem 3. Monat erscheint das erste Ossifikationszentrum der Hüftkopfepiphyse (»Hüftkopfkern«): Bei stetigem Wachstum des Hüftkopfkerns ist die Tiefe des Azetabulums zunehmend schlechter beurteilbar. Ist das terminale Ileum schließlich nicht mehr sichtbar, weil abgedeckt, kann das Sonogramm nicht mehr vermessen werden.

Konventionelles Röntgen Zur Kontrolle einer sonographisch unterstützten Hüftdysplasietherapie muss im beginnenden Gehalter des Kindes (ca. 15. Lebensmonat) eine konventionelle Beckenübersichtsröntgenaufnahme angefertigt werden. An dieser Aufnahme kann der Sachverhalt einer Restdysplasie, einer Dezentrierung oder Hüftkopfluxation festgestellt werden. Hierzu werden orientierend auf dem Röntgenbild Vermessungen durchgeführt, welche

Aussagen zum knöchernen Pfannendach, insbesondere der Qualität und dem Ausmaß der Überdachung, erlaubt und Informationen zur Zentrierung des Hüftkopfes unter dem Pfannendach gibt.

Einzuzeichnende **Hilfslinien** sind Hilgenreiner-Linie, Ombredanne-Linie, Menard-Shenton-Linie, Pfannendachlinie (azetabuläre Indexlinie = AC-Linie), Zentrum-Ecken-Winkel (CE-Winkel), Zentrum-Kollum-Diaphysen-Winkel (CCD-Winkel). Ebenso erfolgt eine Schenkelhalsantetorsionsbestimmung (◘ Abb. 3.53 bis ◘ Abb. 3.55). Weitere spezielle Röntgenaufnahmen können bei bestimmten Fragestellungen notwendig werden: Rippstein-Aufnahme zur Bestimmung der projizierten Anteversion des Schenkelhalses, »Faux-profile«-Aufnahme zur Bestimmung der vorderen Pfannenüberdachung, Beckenübersicht in Abduktion. Etwaige Indikationen zu einem opera-

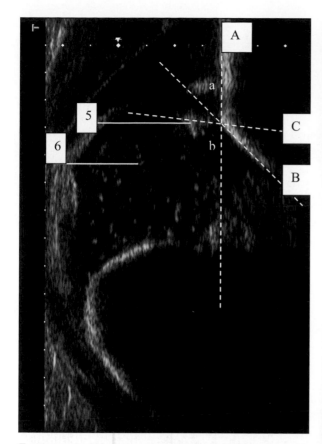

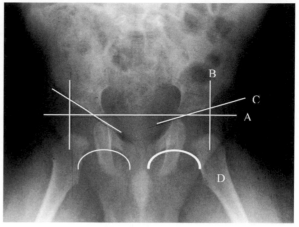

◨ **Abb. 3.53** Physiologische Röntgenbeckenübersicht eines 4 Monate alten Kindes. Die Ossifikationszentren der Hüftköpfe sind noch nicht vorhanden. A Hilgenreiner-Linie, B Ombredanne-Linie, C Pfannendachlinie, D Menard-Shenton-Linie

◨ **Abb. 3.51** Pathologisches Hüftsonogramm (Typ IIIb nach Graf) einer Säuglingshüfte mit Grundlinie (A), Pfannendachlinie (B) und Labrumlinie (C). α- und β-Winkel (a und b) sind pathologisch. Das Labrum acetabulare ist nach kranial verdrängt (5), der Hüftkopf lateralisiert (6)

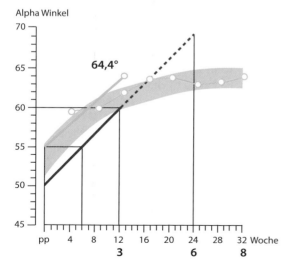

◨ **Abb. 3.52** Veränderungen des sonographisch gemessenen α-Winkels innerhalb der ersten 12 Lebenswochen zeigen natürliche Reifungsverläufe. *Rot* minimaler Standard für eine lineare Reifungskurve (Grundlage für das Sonometer), *grün* optimale Reifungskurve (Graf-Kurve), *blau* spontane Reifung physiologisch unreifer Hüften (Tschauner-Kurve)

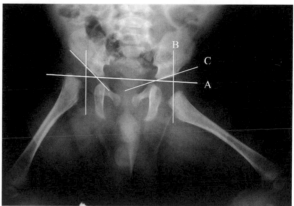

◨ **Abb. 3.54** Röntgenübersichtsaufnahme des Beckens bei luxierter Hüfte rechts bei einem 4 Monate alten Kind. Die Ossifikationszentren der Hüftköpfe sind noch nicht vorhanden. A Hilgenreiner-Linie, B Ombredanne-Linie, C Pfannendachlinie. Der Pfannendachwinkel (AC-Winkel) nach Hilgenreiner liegt zwischen Linie A und C

tiven Vorgehen zur Behandlung einer Restdysplasie oder Hüftluxation ergeben sich aus der Vermessung der Röntgenbilder im Zusammenhang mit dem Krankheitsverlauf.

MRT Nur unter speziellen Fragestellungen einer Hüftkopfdurchblutungsstörung, bei speziellen Operationstechniken oder einer unklaren Irreponibilität bei Hüft(sub-)luxation zur Identifizierung von Hindernissen ist eine MRT (im Bein-Becken-Fuß-Gips oder in Narkose) indiziert.

▪ **Therapie**
▪▪ **Konservative Therapie**

Bei der konservativen Therapie ist die echte angeborene Hüftgelenksdysplasie mit ihrer unzureichenden Überda-

3

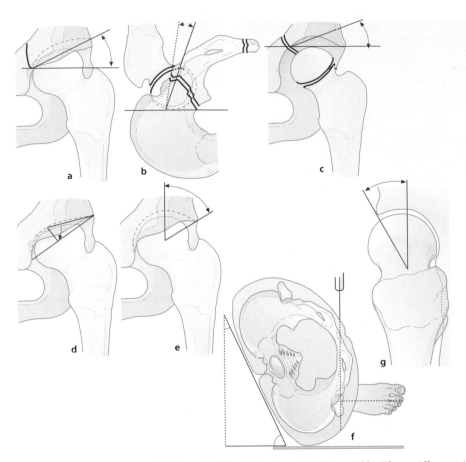

◳ **Abb. 3.55a–g Schematische Vermessungsmöglichkeiten der Hüftgelenkspfanne im Röntgenbild. a** Pfannenöffnungswinkel nach Ull-
mann mit Pfannenerker (A) und Tränenfigur (B), **b** ventraler Hüftpfannenwinkel nach Chassard im axialen Röntgen mit Y-Fuge und Symphyse,
mit ventraler Pfannenbegrenzung (A) und dorsaler Pfannenbegrenzung (B), **c** Pfannendachwinkel nach Hilgenreiner (AC-Winkel) im a.p.-
Strahlengang, **d** Pfannendachwinkel nach Idelberger (ACM-Winkel), **e** Zentrum-Ecken-Winkel nach Wiberg (CE-Winkel), **f** »Faux-profile«-Rönt-
genaufnahme zur Bestimmung der vorderen Pfannenüberdachung, **g** vorderer Pfannenüberdachungswinkel (VCA)

chung von der physiologischen Reifungsverzögerung der
Hüftgelenkpfanne zu unterscheiden. Während bei der
Dysplasie das in ◳ Tab. 3.11 angegebene Schema greifen
sollte, gilt für die Reifungsverzögerung im Allgemeinen
kein Behandlungsdogma. Dies beruht auf der Beobachtung, dass viele stabile Neugeborenengelenke sonographisch zunächst vom α- bzw. β-Winkel her im Unreifebe-
reich Typ IIa nach Graf (50–59° α-Winkel) charakterisiert
werden und dann auch ohne jegliche Therapie im Verlauf
der nächsten Wochen deutliche physiologische Reifungs-
fortschritte zeigen (◳ Abb. 3.52). Mithilfe des Graf-Sono-
meters kann dieser Reifungsfortschritt der Pfanne nume-
risch verfolgt und mit plus oder minus charakterisiert
werden, je nachdem, ob dieser Prozess nach 12 Wochen
abgeschlossen ist oder nicht.

Kann man in den ersten Lebenswochen keine physiologische Nachreifung der Pfanne beobachten (Typ IIa (–)
nach Graf), ist mit einer Abspreizschiene (z. B. Tübinger
Beugebandage nach Bernau) zu behandeln. Ist die Nach-

reifung gemäß dem Sonometer physiologisch (Typ IIa (+)
nach Graf), kann auf eine spezifische Behandlung verzich-
tet werden. Eine subtile Feinkontrolle der physiologischen
Nachreifung ist immer durchzuführen, um eine Über-
oder Unterbehandlung zu vermeiden (◳ Tab. 3.11).

In der modernen Ära der sonographischen Früherken-
nung und sonographiebegleiteten Frühbehandlung der
angeborenen Hüftgelenksdysplasie sind 3 Behandlungs-
phasen zu unterscheiden:

▬ Repositionsphase
▬ Retentionsphase
▬ Nachreifungsphase

Entscheidend für die Wahl der Behandlungsmethode ist
das Ausmaß der Hüftreifungsstörung sowie das Alter des
Kindes, wobei die bereits stattgehabte Hüftluxation die
schwierigste Situation darstellt. Hier muss es gelingen, den
Hüftkopf schonend zu reponieren, dann zu retinieren und
schließlich die Nachreifungsphase zu begleiten. Obsolet in

Tab. 3.11 Behandlungsalgorithmus bei Hüftpfannendysplasien im Säuglingsalter mit/ohne instabilem Hüftgelenk

Behandlungsphase	Sonographischer Typ (nach Graf)	Behandlung	Alternative	Bemerkung
1. Reposition (»luxierte« Gelenke)	Typ III–IV, Typ D	– Geschlossene Spontanreposition oder – Overhead-Extension – Retentionsorthese	Repositionsorthese: – Versuch mit Pavlik-Bandage – Hoffmann-Daimler- oder – Fettweis-Schiene u. a.	– Compliance der Eltern wichtig – engmaschige Kontrolle
2. Retention (ehemals luxierte, reponierte und/oder instabile Gelenke)	Instabiler Typ IIc (Ausnahme: instabiler Typ IIc beim Neugeborenen)	– Sitz-Hock-Gips – (Fettweis-Gips)	Retentionsorthese: Pavlik-Bandage u. a.	– Compliance der Eltern wichtig – engmaschige Kontrolle
3. Nachreifung (stabile, dysplastische Gelenke)	– Typ IIa (4) (>6. LW: <56°α) – Typ IIb (>12. LW) – Typ IIc (stabil) – Typ IIc (instabil beim Neugeborenen)	– Ideal-Spreizhose – Graf-Mittelmeier-Spreizhose (Versuch über 4 Wochen)	Nachreifungsorthese: – Pavlik-Bandage, Spreizhose, – Tübinger Schiene – Optimal-Schiene	– Verbesserung: Graf-Mittelmeier-Spreizhose fortsetzen – Verschlechterung: Retentionsorthese

der heutigen konservativen Dysplasie- und Luxationsbehandlung sind Retentionsgipse in der Lorenz-Stellung mit einer Abspreizung von 90° (»Froschstellung«) im Hüftgelenk bzw. in der von Lange abgewandelten Form (»mitigierte Lorenz-Stellung) in maximaler Innenrotation und Abspreizung.

❗ **Cave**

Extreme Abspreizungen führen zu überproportional vielen Hüftkopfnekrosen.

Wenn überhaupt im Gips abgespreizt wird, dann im Sitz-Hock-Gips nach Fettweis mit Gelenkretention in 110° Beugung und 60° Abspreizung des Hüftgelenkes. Die Sonographie als Screening-Test zum Zeitpunkt der Kindesuntersuchung U2/U3 ermöglicht jetzt, einen notwendigen Behandlungsbeginn am Ende der 1. bzw. 6. Lebenswoche zu realisieren. Ziel ist, den Hüftkopf luxationssicher in der Primärpfanne einzustellen und das empfindliche und dysplastische präformierte Pfannendach zu entlasten. Durch eine Sitz-Hock-Position kann ein Remodellierungsprozess der verformten Hüftgelenkpfanne ohne allzu große Hüftkopfnekroserisiko erreicht werden (**Abb. 3.56**). Pathoanatomische Veränderungen, die eine atraumatische spontane Gelenkreposition verhindern würden, sind in den ersten Lebenswochen noch nicht so weit fortgeschritten.

Sehr dynamisch und effektiv lässt sich beim Neugeborenen sowohl die Reposition als auch die Retention z. B. mit der Pavlik-Bandage erzielen (**Abb. 3.57**). Sofern keine Kontrakturen vorliegen, die eine vorübergehende Extensionsvorbehandlung notwendig machen, wird diese Bandage von erfahrenem Personal direkt auf die Haut des

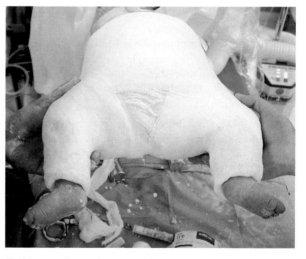

Abb. 3.56 Sitz-Hock-Gips nach Fettweis in 60° Abspreizung und ca.110° Beugung der Hüften nach geschlossener Reposition

Säuglings angepasst und für 24 h täglich belassen. Sie lässt die Bewegung der Beine in einem ungefährlichen Bewegungssegment zu und fördert so die rasche Nachreifung durch einen positiven Wachstumsreiz auf das Gelenk. Dies ist ein essenzieller Vorteil gegenüber Gips-Repositions-Retentions-Manövern (Fettweis-Gips).

Ist zunächst eine Reposition in eine zentrale azetabuläre Position erforderlich, wird eine Abspreizung von 60° bei einer Beugung von ca.110° in einem für eine potenzielle Hüftkopfnekrose ungefährlichen Bereich vorjustiert. Wöchentliche sonographische Kontrollen müssen diesen Repositionsprozess bis zum Abschluss der 3. Behandlungs-

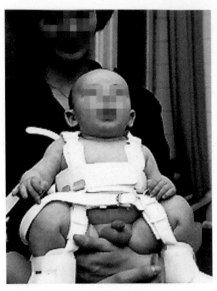

■ **Abb. 3.57** Pavlik-Bandage

woche begleiten. Die Reposition ist dann im Allgemeinen abgeschlossen, sodass jetzt die Phase der Retention in 45° Abspreizung und 90–100° Hüftbeugung für weitere 3 Wochen erfolgt.

Die Nachreifungsphase, die ja bereits überlappend in der Retentionsphase begonnen hat, wird mit in einer weichen abnehmbaren Spreizhose, z. B. vom Typ Graf/Mittelmeier, in der sog. Humanposition (60° Beugung, 45° Abspreizung) für weitere 4 Wochen fortgesetzt. Sonographisch wird die Nachreifungsphase bis zum Abschluss begleitet (Normwerte s. oben). Gegebenenfalls muss bei konzentrischer Hüftkopfreposition ohne adäquate Pfannenreifung auch bis weit über den 3. Lebensmonat hinaus eine Abspreizbehandlung fortgesetzt werden. Hierzu liefert die Industrie eine Vielfalt von Schienen, Orthesen und Bandagen. Liegt auch nach dem 3. Lebensmonat keine ausreichend zentrierte Einstellung des Hüftkopfes vor, muss operativ eine offene Reposition erfolgen.

Nach Beginn der Steh- und Gehphase ist dann routinemäßig eine Röntgenkontrolle notwendig, um eine etwaige Restdysplasie der Pfanne auszuschließen (■ Abb. 3.53 u. ■ Abb. 3.54). Abspreizgehschienen werden dann in ausgewählten Fällen eingesetzt, wenngleich die klinische Evidenz für eine zwingende Empfehlung nicht ausreicht.

Die Overhead-Extensions-Repositions-Behandlung nach Krämer (1982) ist ursprünglich in der präsonographischen Ära zur Frühbehandlung bereits luxierter Gelenke bis maximal zum 6.–9. Lebensmonat erfolgreich eingesetzt worden. Sie hat in der alltäglichen Routine in den Ländern mit sonographischem Neugeborenen-Hüft-Screening aber nur noch eine untergeordnete praktische Bedeutung, z. B. auch zur Aufdehnung kontrakter Muskelgruppen vor operativen Interventionen.

■ ■ Operative Therapie

Wir unterscheiden die operative Behandlung von Repositionshindernissen des Hüftkopfes noch im Säuglingsalter von der Behandlung sekundärer Luxationen des Hüftkopfes im späteren Steh- und Gehalter aufgrund einer unbehandelten Pfannendysplasie. Weiterhin wird die Behandlung von idiopathischen Restdysplasien des Azetabulums nach zuvor durchgeführter Abspreizbehandlung im 3. oder 4. Lebensjahr von sekundären Gelenkdysplasien und -luxationen aufgrund neuropathischer Grunderkrankungen unterschieden (z. B. spastische Zerebralparese, Spina bifida, hereditäre sensomotorische Neuropathie).

Gelingt eine konzentrische Reposition im Rahmen der Frühbehandlung der Dysplasie z. B. mit der Pavlik-Bandage oder einem Fettweis-Gips nicht, so muss spätestens nach Abschluss der ersten 3 Lebensmonate an **mechanische Repositionshindernisse** (z. B. eingeschlagenes Labrum acetabulare, Vakatfett, elongiertes Lig. capitis femoris, Sehne des M. psoas) gedacht werden. Diese gilt es durch eine offene Reposition über einen anteromedialen Zugang (Adduktorenzugang) nach Ludloff/Tönnis auszuräumen. Der Kopf kann über eine Lig.-femoris-capitis-Zügelung in der Pfanne retiniert werden. Eine 12-wöchige Fettweis-Gips-Nachbehandlung, während der die Pfanne nachreift, ist obligatorisch.

Bei **sekundären Spätluxationen** sind offene Repositionen (mit gleicher Problematik) über den anterolateralen Zugang nach Smith-Peterson notwendig. Kombiniert werden diese mit zeitgleichen oder zweizeitigen pfannenplastischen Maßnahmen (s. unten) zur Verbesserung der Überdachung des Kopfes bzw. mit varisierenden und derotierenden intertrochantären Femurosteotomien (DVO) zur Tiefeinstellung des Femurkopfes in die Pfanne und Reduktion des Antetorsionswinkels. Postoperativ ist ein Bein-Becken-Fuß-Gips für 6 Wochen notwendig.

Bei der schweren Pfannenrestdysplasie (Pfannendachwinkel [AC-Winkel] >30°; ■ Abb. 3.58) ist mit dem 3.–4. Lebensjahr eine Pfannenneuorientierung durch eine **Beckenosteotomie nach Salter** alleinig oder in Kombination mit einer DVO sinnvoll (■ Abb. 3.59). Postoperativ ist ein Bein-Becken-Fuß-Gips für 6 Wochen notwendig.

Solange die Wachstumsfuge des Azetabulums offen ist, können **azetabuloplastische Maßnahmen** wie die Osteotomien nach Dega und Pemberton zur Verbesserung der Pfannendachneigung herangezogen werden. Prinzipiell sind diese Osteotomien dazu geeignet, nach kranial exzentrisch aufgeweitete Pfannendächer wieder konzentrisch über den Hüftkopf zu kippen, während die Salter-Osteotomie in erster Linie eine Reorientierung der vorhandenen dysplastischen Pfanne nach lateral und ventral darstellt.

Bei Patienten mit schweren Restdysplasien der Gelenkpfanne und abgeschlossenem Skelettwachstum bei noch konzentrischen Hüftgelenken ohne Arthrosezei-

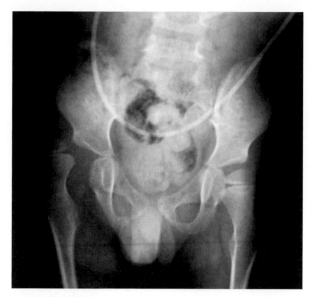

Abb. 3.58 Hüftpfannendysplasie rechts mit Hüftluxation bei einem 5-jährigen Jungen (präoperativ) mit Coxa valga beidseits und hüftumgreifender Spastik

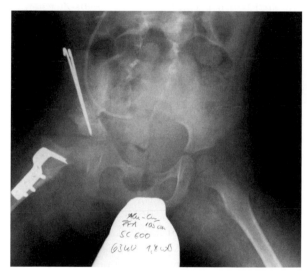

Abb. 3.59 Derotierende, varisierende proximale Femurosteotomie (DVO) mit Winkelplattenosteosynthese und pfannenkorrigierender Beckenosteotomie nach Salter mit Kirschner-Drahtfixation

chen steht die **periazetabuläre Osteotomie** nach Ganz (oder die Dreifachosteotomie nach Tönnis) zur Auswahl, deren Ziel die lateroventrale Verkippung durch eine komplette knöcherne Herauslösung der dysplastischen Pfanne über den Hüftkopf darstellt.

Die früher weitverbreitete Beckenosteotomie nach Chiari beim reifen Skelett wird heute nur noch in Ausnahmefällen durchgeführt. Hierbei wird direkt kranial der Pfanne extraartikulär das Os ileum osteotomiert und das kaudale Azetabulum nach medial verschoben: Es entsteht

durch den Os-ileum-Balkon über dem Hüftkopf eine verbesserte Überdachung, ohne allerdings Gelenkknorpel in dieser Region zu generieren.

3.4.2 Morbus Perthes

- **Synonyme**

M. Legg-Calve-Perthes, M. Waldenström, juvenile Hüftkopfnekrose, Coxa plana.

- **Definition**

Idiopathische aseptische Knochennekrose des kindlichen Hüftkopfes.

- **Epidemiologie**

Epidemiologisch existieren ethnische und geographische Unterschiede. Jungen sind bevorzugt betroffen (4–5:1), die Erkrankung zeigt sich meist zwischen dem 4. und 8. Lebensjahr, wobei eine Häufung im 5. und 6. Lebensjahr erkennbar ist. Erkrankungen kommen schon im 3. Lebensjahr vor.

> **Prognostisch ungünstig ist ein später Erkrankungsbeginn nach dem 6. Lebensjahr, da die Selbstheilungspotenz mit zunehmendem Alter schlechter wird.**

- **Ätiologie und Pathogenese**

Die Ätiologie ist noch nicht geklärt, diskutiert werden:

- ein vaskuläres Risiko durch eine subkritische Gefäßversorgung im Prädilektionsalter
- konstitutionelle Einflüsse
- mögliche mehrzeitige Knocheninfarkte

Der Grund für die Manifestation der Nekrose ist letztlich unklar. Ein retardiertes Knochenalter ist oft festzustellen. Hüftkopfnekrose und Wiederaufbau laufen zeitweise nebeneinander ab, bis die Reparation zu einer Ausheilung führt. Die Erkrankung kann nur im pathomorphogenetischen Ablauf gut dargestellt werden. Histologische und radiologische Phasen können unterschieden werden, ohne dass die Ätiologie damit klarer wäre.

Ein beidseitiger Hüftkopfbefall ist eher selten und wird bei weniger als 10% der Fälle angegeben. Eine wissenschaftlich begründete Prognose kann im Einzelfall nicht gestellt werden, günstig sind ein geringes Lebensalter und der Erhalt der vollständigen Einfassens des Hüftkopfes in der Gelenkpfanne (»containment«).

- **Klassifikation**

Einteilung nach Waldenström Diese Einteilung ist rein deskriptiv, weitere Risikofaktoren müssen zusätzlich berück-

3

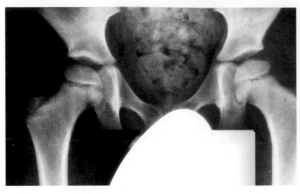

◘ **Abb. 3.60** Initialstadium nach Waldenström bei M. Perthes rechts (keine spezifischen Zeichen sichtbar: Sonographie der Hüfte ist obligatorisch)

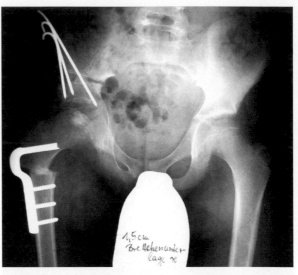

◘ **Abb. 3.62** Fragmentationsstadium nach Waldenström bei M. Perthes rechts. »Hypercontainment«-Therapie mit Beckenosteotomie nach Salter und Derotations- und 15°-Variations-Osteotomie intertrochantär bei M. Perthes rechts

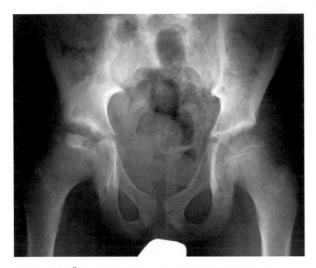

◘ **Abb. 3.61** Übergang vom Kondensationsstadium zum Fragmentationsstadium nach Waldenström bei einem 8-jährigen Jungen mit M. Perthes rechts: Typische Kopfrisikozeichen mit Subluxation (Abstand Tränenfigur zu medialen Metaphyse), laterale Kopfverkalkung jenseits der Ombredanne-Linie, metaphysäre Beteiligung. Dies ist eine typische Indikation zur operativen Verbesserung der Kopfeinfassung (»Hypercontainment-Therapie«)

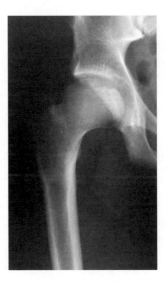

◘ **Abb. 3.63** Reparationsstadium nach Waldenström bei M. Perthes rechts. Gutes Ausheilungsergebnis 2 Jahre nach »Hypercontainment«-Therapie und Materialentfernung: die Hüftkopfepiphyse ist leicht elipsoid und liegt konzentrisch in der Hüftpfanne (Stulberg-Grad II bei noch rundem Kopf und konzentrischer Coxa magna)

sichtigt werden. Die Einteilung erfolgt nach der Röntgenmorphologie und gibt das **Perthes-Stadium** an:

— Initialstadium (◘ Abb. 3.60)
— Kondensationsstadium (◘ Abb. 3.61)
— Fragmentationsstadium (◘ Abb. 3.62)
— Reparationsstadium (◘ Abb. 3.63)
— Endstadium

Catterall-Gruppen Diese Einteilung dient der Definierung der **Perthes-Ausdehnung**. Es werden 4 Gruppen unterschieden (◘ Abb. 3.64):

— Gruppe I: anterolaterale Beteiligung ohne Sequester und subchondrale Fraktur (25% der Hüftkopfepiphyse betroffen)

— Gruppe II: anterolateraler Sequester, anterolaterale metaphysäre Reaktion und subchondrale Fraktur in der vorderen Hälfte vorhanden (50% der Hüftkopfepiphyse betroffen)

— Gruppe III: großer Sequester, sklerotische Abgrenzung zu vitalen Restanteilen, Metaphysenbeteiligung, subchondrale Frakturlinie auch der hinteren Hälfte der Epiphyse (75% der Hüftkopfepiphyse betroffen)

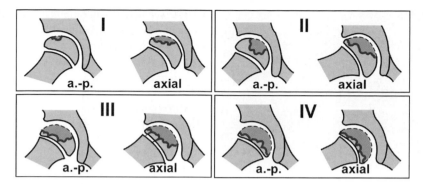

Abb. 3.64 Klassifikation nach Catteral. (Aus: Hefti 2009)

— Gruppe IV: Beteiligung des gesamten Hüftkopfes, dorsal Zeichen der Remodellierung (100% der Hüftkopfepiphyse betroffen, aber auch weite Teile der Metaphyse)

Einteilung nach Herring Diese Einteilung nach der lateralen Epiphysenhöhe gibt Auskunft über die **Perthes-Hüftkopfdeformierung:**

— laterale Säule der Epiphyse nicht höhengemindert (Herring-Typ A)
— laterale Säule der Epiphyse um <50% höhengemindert (Herring-Typ B)
— laterale Säule der Epiphyse um >50% höhengemindert (Herring-Typ C)

Die Prognose bei Herring-Typ A wird allgemein als günstig, bei Herring-Typ B als nicht vorhersagbar und die bei Herring-Typ C als ungünstig angesehen.

Klassifikation nach Stulberg Für den Verlauf nach den floriden Stadien wird die Kongruenz von Hüftkopf und -pfanne (neben der Zentrierung oder Dezentrierung des Gelenks) als bestimmender Faktor angesehen. Die Stulberg-Klassifikation berücksichtigt bei der **Gelenkmorphologie nach Perthes-Ausheilung** nicht primär die als ungünstig angesehene Dezentrierung des Kopfes, sondern sphärische und asphärische Kongruenz (Grad I–V):

— Grad I: runder Kopf, normale Hüfte
— Grad II: runder Kopf, Coxa magna (**Abb. 3.63**)
— Grad III: ovaler Kopf, Coxa magna
— Grad IV: flacher Kopf, Kongruenz mit Azetabulum
— Grad V: flacher Kopf, Inkongruenz

Kopfrisikozeichen Als »Head-at-risk«-Zeichen im Zusammenhang mit höheren Catterall-Gruppen gelten:

— Subluxation mit Wachstumsveränderungen des Hüftkopfes nach lateral
— exzentrische Knochenkernanteile außerhalb der Pfanne

— Verknöcherung der lateralen Epiphyse
— Metaphysenbeteiligung

■ **Diagnostik**
■■ **Anamnese**
— Familiäres Vorkommen
— Hüftdysplasie
— Infekt (Differenzialdiagnose)
— Knie- oder Hüftschmerz (Ruhe-, Belastungs-, Anlaufschmerz)
— Hinken, auch kaum bemerkbar
— Lauffaulheit, Ermüdbarkeit
— Remissionen, Schmerzintervalle

■■ **Klinische Untersuchung**
— **Inspektion:**
— Konstitution
— Gangbild (Schonhinken, später Verkürzungshinken)
— Muskelatrophien
— **Palpation:**
— Leistendruckschmerz
— Beckenfehlstellung (anatomische oder funktionelle Beinlängendifferenz)
— **Funktionsprüfung:**
— Gelenkbeweglichkeit nach Neutral-Null-Methode
— Bewegungseinschränkung, -schmerz (Innenrotation und Abduktion zuerst eingeschränkt)

❯ Bis eine definitive Diagnose gestellt ist, ist der Begriff der »Beobachtungshüfte« für Hüftschmerz unklarer Genese gebräuchlich.

■■ **Bildgebende Verfahren**
— Röntgen des Beckens in a.p.-Projektion und Lauenstein-Aufnahme:
— Röntgenklassifikation
— Stadium der Erkrankung (Waldenström)
— Einteilung in die Catterall-Gruppen

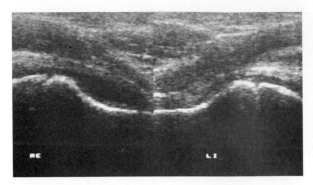

◻ Abb. 3.65 Hüftgelenkerguss rechts bei M. Perthes im Initialstadium nach Waldenström ohne Deformierung der Hüftkopfepiphyse

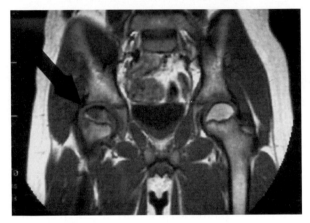

◻ Abb. 3.66 MRT kindlicher Hüftgelenke bei M. Perthes rechts: Verlust des Fettsignals in der T1-Wichtung

- Herring und ggf. Stulberg-Klassifikation
- Kopfrisikofaktoren
- Sonographie (besonders im Frühstadium beim jungen Kind; ◻ Abb. 3.65)
- MRT (Frühdiagnose, hochsensitiv mit Kontrastmittel) zur Verlaufsbeurteilung und Gruppeneinteilung ähnlich der Catterall-Klassifikation nach Schittich (◻ Abb. 3.66)
- Arthrographie (gelegentlich intraoperativ zur genaueren Planung einer Umstellungsosteotomie)

- CT (selten bei Spätkomplikationen; ◻ Abb. 3.67)
- Laborchemie (zur Differenzialdiagnostik)
- Szintigraphie (sehr selten zur differenzialdiagnostischen Abgrenzung gegenüber anderen Hüftgelenkerkrankungen)

■ **Differenzialdiagnose**

Zur Differenzialdiagnose M. Perthes/kindliche Hüftkopfnekrose vergleiche ◻ Tab. 3.12.

■ **Therapie**

Ein Konsens über die Behandlungsmethoden existiert nicht. Kontroversen zeigen sich darin, dass neben »Containment«-Methoden (möglichst vollständige Überdachung des Hüftkopfes durch möglichst große Anteile der Hüftpfanne) auch sporadisch noch »Non-containment«-Methoden existieren. Letztere arbeiten unter der Vorstellung der möglichen Reduktion der Beanspruchung bzw. Belastung des Hüftkopfes durch spezielle Orthesen (Thomas-Splint, Mainzer Hüftentlastungsorthese) und Extensionen. Insgesamt sind letztere weltweit im Rückzug.

Unterschiedliche klinische und röntgenologische Phänomene erfordern einen flexiblen Einsatz der Therapieprinzipien, gemäß der Maxime des bestmöglichen Einfassens des »weichen« nekrotischen Hüftkopfes in der Gelenkpfanne bei geringstmöglichen Schmerzen.

Behandlungsziel ist der Erhalt bzw. die Wiedergewinnung von Schmerzfreiheit, Funktion und Mobilität während der Erkrankung und eines kongruenten, zentrierten Gelenks am Ende der Erkrankung. Diese Ziele sollen unter möglichst geringer funktioneller Beeinträchtigung des Patienten während der Behandlung verfolgt werden.

■ ■ **Konservative Therapie**

Konservative Verfahren nach »Containment«- wie nach »Non-containment«-Prinzipien dienen der Schmerzreduktion und Funktionsverbesserung.

Die **medikamentöse Therapie** bei schmerzhaftem Hüftgelenkserguss (nach Abklärung der Differenzialdi-

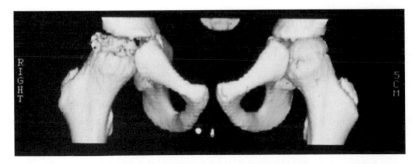

◻ Abb. 3.67 3D-Rekonstruktion im CT bei Subluxation des Kopfes aus der Gelenkpfanne bei M. Perthes rechts: bei Hüftabspreizung stößt der Kopf an den Pfannenerker

◘ Tab. 3.12 Differenzialdiagnose M. Perthes/kindliche Hüftkopfnekrose

Kategorie	Erkrankungen	Kommentar
Syndrome	– M. Gaucher – Mukopolysaccharidose (M. Morquio) – multiple epiphysäre Dysplasie (M. Ribbing-Meyer) – spondyloepiphysäre Dysplasie	Meistens beidseitiger Befall, der symmetrisch im Schweregrad und im Krankheitsstadium auftritt
Hämatologische Erkrankungen	– Sichelzellanämie – Thalassämie – Hämophilie – Lupus erythematodes	Möglicherweise in Zusammenhang mit Steroidbehandlungen
Infektion	– Septische Arthritis des Hüftgelenks – proximale Femurosteomyelitis	Komplikation zu später Drainage des infizierten Gelenks
Metabolische Erkrankungen	Hypothyreoidismus	
Trauma	– Schenkelhalsfrakturen – Hüftluxation im Rahmen der Hüftdysplasie – Epiphyseolysis capitis femoris	Häufige Ursachen für Hüftkopfnekrosen, iatrogen durch Manipulationen am Gelenk im Rahmen der offenen Hüfteinstellung oder Abspreizbehandlung
Reaktive Arthritiden	Coxitis fugax (Hüftschnupfen)	
Tumoren	– Lymphome – Leukämien	Häufig Folge einer aggressiven kurativen Chemotherapie

agnose) erfolgt durch Gabe von Analgetika und NSAR. Die **Physiotherapie** besteht in der Aufschulung der Glutäen, Abduktions-Innenrotations-Training bis zur Schmerzgrenze und Gangschulung. Hinzu kommen Bewegungsübungen, besonders der Abduktion und Innenrotation.

Zur Belastungsreduktion: Bettruhe mit und ohne Extension (im schmerzhaften Akutstadium), Rollstuhl und Kinderwagen. Heute selten indiziert ist eine Orthesenversorgung zur Entlastung oder zusätzlich mit dem Ziel des »containment« in Abduktion und Innenrotation (fehlende Evidenz gegenüber anderen Verfahren).

▪▪ Operative Therapie

Im Einzelfall ist die Berücksichtigung der Catterall-Gruppe, vorhandener Risikofaktoren und des Lebensalters erforderlich. Eine Operationsindikation ergibt sich v. a. bei unvollständigem »containment« mit zunehmender passiver Bewegungseinschränkung in den Catterall-Gruppen III und IV.

❯ Je jünger der Patient und je niedriger die Catterall-Gruppe ist, desto zurückhaltender sollte die Indikation zur Operation gestellt werden.

Verschlechtern sich während einer konservativen Therapie die gemessenen Innenrotations- und Abduktionswerte deutlich, so ist funktionell an eine beginnende Dezentrierung des Hüftkopfes zu denken. Das Auftreten von Kopf-

risikozeichen sollte Anlass zur Besprechung von operativen Optionen geben. Demgegenüber kann das junge Kind (< 6. Lebensjahr) ohne Bewegungseinschränkung und ohne Schmerzen mit nur sporadischem Belastungsschmerz zwar engmaschig kontrolliert, aber fortgesetzt konservativ behandelt werden.

Femurseitige Operationsverfahren Standard ist die intertrochantäre Umstellungsosteotomie (nach bildgebender Planung zwei- oder dreidimensional) mit einer Varisierung von meist nicht mehr als 10–15° und entsprechender Derotation des femoralen Antetorsionswinkels (◘ Abb. 3.68). Ziel dieses Verfahrens ist die Beseitigung einer ggf. vorhandenen sog. »hinged abduction«, d. h. einer Abduktionsunfähigkeit im Hüftgelenk durch eine lateral verbreiterte, deformierte Epiphyse, die bei Abduktion an den Pfannenrand stößt. Allein der Heilungsreiz der femoralen Osteotomie auf die Hüftkopfepiphyse hat vermutlich einen positiven Effekt auf den raschen Wiederaufbau der nekrotischen Hüftkopfepiphyse im Sinne einer Stimulation der Wachstumsfuge.

Nach Wachstumsabschluss kann bei verkürztem und verbreitertem Schenkelhals, der sog. »Kopf-im-Nacken-Deformität« und/oder »Hirtenstabdeformität« eine Trochanterdistalisierung bzw. eine Schenkelhalsverlängerung nach Morscher notwendig sein. Sie verbessert die biomechanisch ungünstigen Hebel- und Druckverhältnisse im Gelenk (◘ Abb. 3.69).

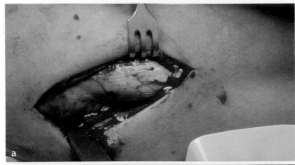

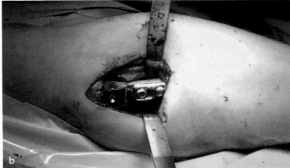

☐ Abb. 3.68a,b Typischer OP-Situs bei Derotations-Variations-Osteotomie am proximal-lateralen Oberschenkel rechts. a Darstellung des proximalen M. vastus lateralis, **b** 90°-Winkelplatte nach der Osteotomie

Beckenseitige Operationsverfahren Falls durch die intertrochantäre Varisierung keine ausreichende Überdachung erzielt wird (intraoperative Arthrographie), kann durch die Beckenosteotomie nach Salter eine verbesserte Pfannenposition und damit eine noch stärkere Einfassung des Hüftkopfes (Hypercontainment) erreicht werden. Diese Becken-

osteotomie sorgt auch für einen Beinlängenausgleich bei M.-Perthes-bedingt verkürztem Bein (☐ Abb. 3.70).

Zu den postoperativen Maßnahmen gehören eine adäquate Schmerztherapie mittels Periduralschmerzkatheter, eine spezielle Lagerung in Beugung von Hüfte und Knie (30°) im Bett, ggf. leichte Längsextension über elastischen Verband für 3–5 Tage, Becken-Bein-Gipsverband noch in Narkose nach der Operation nur bei ganz jungen Kindern (3–5. Lebensjahr) für 4 Wochen, kurzfristige klinische und radiologische Verlaufskontrolle am 2. postoperativen Tag, dann erneut 4 und 8 Wochen später, Entlastung an Gehstützen oder im Liegerollstuhl für 6–8 Wochen, dazu – bei Gipsfreiheit bei älteren Patienten – eine individuelle Physiotherapie und ein individueller Belastungsaufbau (Bodenkontakt mit Gehstützen Woche 1–8, dann schrittweiser Belastungsaufbau). Kirschner-Draht-Entfernung bei Salter-Beckenosteotomie nach 6 Wochen, Materialentfernung am Femur nach 12 Monaten.

Zu den allgemeinen Risiken und Komplikationen gehören Wundheilungsstörungen, Nervenläsionen und Gefäßläsionen. Zu den speziellen Folgen und Komplikationen zählen:

- Restbewegungseinschränkung
- Beinlängendifferenz
- ausbleibende oder verzögerte Knochenheilung
- Unter- bzw. Überkorrektur, Korrekturverlust
- Spätschäden (Arthrose)

Die operative Beeinflussbarkeit ist abhängig vom Alter, sodass keine sichere Korrelation von Operation und Verbesserung des Ergebnisses besteht und man ebenso wenig eine sichere Verkürzung der Erkrankungsdauer vorhersagen kann.

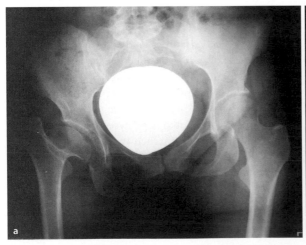

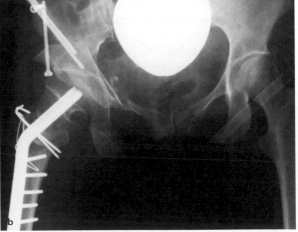

☐ Abb. 3.69a,b Schenkelhalsverkürzung und Trochanterhochstand sowie Coxa magna mit dysplastischer Pfannenkongruenz als Spätfolge eines M. Perthes mit Belastungsschmerzen. a Präoperativ, **b** Schenkelhalsverlängerung nach Morscher und periazetabuläre Osteotomie nach Ganz

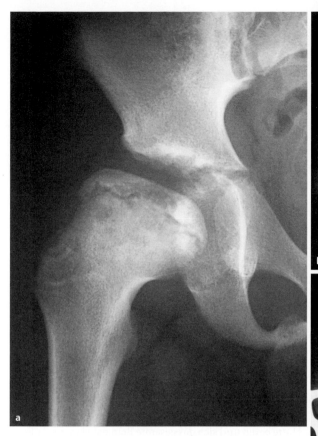

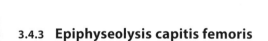

⬛ Abb. 3.70a–c Laterale Subluxation des Hüftkopfes bei M. Perthes rechts. a Präoperativ, **b** Hypercontainment-Therapie mit Beckenosteotomie nach Salter und Femurvarisationsosteotomie, **c** Ausheilungsergebnis nach einem Jahr

Therapeutisches Vorgehen – Stufenschema

— **Orientierungskriterien:**
- – Lebensalter
- – Catterall-Gruppen
- – Risikofaktoren
- – Schmerzen und Funktionseinschränkung

— **Stufe 1 (ambulant):** Beratung, Physiotherapie, analgetische, antiphlogistische Therapie, kürzere häusliche Bettruhe, Kontrollen in Vierteljahresabständen, in Ausnahmen Orthesenversorgung

— **Stufe 2 (ambulant,stationär):** analgetische, antiphlogistische Therapie, Bettruhe, Extension, Physiotherapie

— **Stufe 3 (stationär):**
- – konservativ: Bettruhe und Extensionen bei komplizierenden Hüftgelenkergüssen, Physiotherapie und Remobilisation
- – operativ: femur- oder/und pfannenseitige Osteotomien zur Wiederherstellung des »containments«

3.4.3 Epiphyseolysis capitis femoris

■ **Synonym**
Hüftkopfepiphysenlösung.

■ **Definition**
Erkrankung des Jugendlichen am Beginn der zweiten Lebensdekade meist im präpubertären Wachstumsschub, bei der sich die Hüftkopfepiphyse in der Wachstumsfuge vom Schenkelhals löst und abgleitet.

■ **Epidemiologie**
Das Geschlechtsverhältnis Jungen zu Mädchen beträgt 2:1 bis 3:1, der Altersgipfel liegt bei Mädchen bei ca. 12 Jahren, bei Jungen bei ca. 14 Jahren. In bis zu 80% der Fälle sind beide Hüften betroffen. Ein gehäuftes familiäres Vorkommen liegt bei 5–10% der Erkrankten vor.

■ **Ätiologie und Pathogenese**
Ursache ist eine präpubertäre Verbreiterung des Wachstumsknorpels mit Minderung der mechanischen Resis-

tenz, in der Folge ein noch schnelleres Knorpelwachstum und unzureichender Mineralisation (Verknöcherung). Übergewicht und Stoßbelastungen führen zu Überlastung. Die Ätiologie ist wahrscheinlich nicht einheitlich: Hormonelle Faktoren, toxische Schädigungen, rein mechanische Faktoren, Scherkräfte auf die Wachstumsfuge kommen infrage. Häufig zeigt der Habitus eine Dystrophia adiposogenitalis oder einen eunuchoiden Hochwuchs.

Notwendig ist die Unterscheidung zwischen drohender (ECF imminens: Verbreiterung der Wachstumsfuge) bzw. beginnender Lösung (ECF incipiens), aus denen sich plötzlich ein akutes Abgleiten der Kopfepiphyse (ECF acuta) entwickeln kann, oder ein viele Monate andauerndes, langsames Abgleiten der Kopfepiphyse (ECF lenta). Aus einer zunächst entstehenden ECF lenta kann sich auch plötzlich die akute Form entwickeln (»acute on chronic«).

> ❯ Langzeituntersuchungen bei Patienten mit ECF haben ergeben, dass v. a. bei Gleitwinkeln über 20° in der Frontalebene und über 30° in der Transversalebene spätere Arthrosen drohen.

Diese sind dadurch zu erklären, dass Reparaturmechanismen des Körpers zu Veränderungen des Schenkelhalstorsionswinkels (Retrotorsion) führen und gleichzeitig Übergangsstörungen zwischen Epiphyse und Schenkelhals hervorrufen, die bei Abspreizung und Beugung der Hüfte zum CAM-Impingement führen. Früher übliche Operationsverfahren waren mit einer höheren Rate an Hüftkopfnekrosen und Knorpelnekrosen belastet als die modernen schonenderen Verfahren der heutigen Zeit. Mittelfristige Nachuntersuchungsergebnisse in den letzten 10 Jahren haben einen deutlichen Rückgang dieser teilweise osteotomiebedingten Komplikationen gezeigt.

■ Diagnostik

■■ Anamnese

Die Schmerzen sind bei ECF incipiens zunächst leicht und manifestieren sich durch belastungsabhängige Hüft- oder Knieschmerzen (häufig verharmlost). Bei der ECF lenta liegen Hüft- oder Knieschmerzen oft über Wochen und Monate vor, während die ECF acuta durch stärkste Schmerzen mit Verlust der Gehfähigkeit (»Schenkelhalsfraktur des Kindes«) plötzlich oder nach Gelegenheitstrauma imponiert. Erhoben werden müssen Allgemeinerkrankungen wie Adipositas und Hypothyreose sowie familienanamnestische Daten: andere Familienmitglieder mit ECF sowie ethnische Aspekte (Häufung der ECF bei Afroamerikanern).

■■ Klinische Untersuchung

Neben der Beurteilung des Habitus (☐ Abb. 3.71) muss der Bewegungsumfang und Bewegungsschmerz dokumentiert werden: Die betroffenen Hüfte weißt immer eine einge-

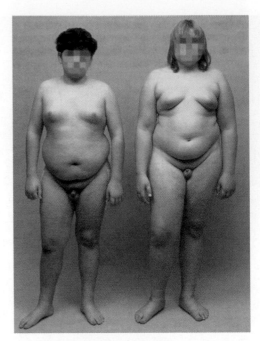

☐ **Abb. 3.71** Typischer Habitus mit erhöhtem Risiko für eine Epiphyseolysis capitis femoris

schränkte Innenrotation auf. Das klassische Drehmann-Zeichen ist dann positiv, wenn bei schon fortgeschrittener Erkrankung der Untersucher beim liegenden Patienten die Hüfte beugt und sich das gesamte Bein dabei in die Außenrotation dreht. Die Beurteilung des Gangbilds offenbart meist ein Trendelenburg-Hinken der betroffenen Seite.

■■ Bildgebende Verfahren

Von beiden Hüften werden axiale und a.p.-Röntgenbilder angefertigt. Die a.p.-Aufnahme zeigt eine Verbreiterung der Epiphysenfuge und scheinbare Verschmälerung der Epiphyse. Die axiale Aufnahme dient der Bestimmung des Gleitwinkels zwischen Schenkelhalsachse und Epiphysenbasis (☐ Abb. 3.72). Die Sonographie beider Hüften zeigt eine Kapseldistension, Unterbrechungen und Erweiterung der Epiphysenfuge.

■ Differenzialdiagnose

⚊ Coxitis fugax
⚊ septische Koxitis
⚊ Tumor
⚊ alte Hüftdysplasie
⚊ schwere Verlaufsform des M. Perthes

■ Therapie

■■ Operative Therapie

Die Dringlichkeit der Operation und die Wahl des Operationsverfahrens richten sich nach folgenden Kriterien:
⚊ ECF acuta oder ECF lenta
⚊ Ausmaß des Gleitwinkels in beiden Projektionsebenen

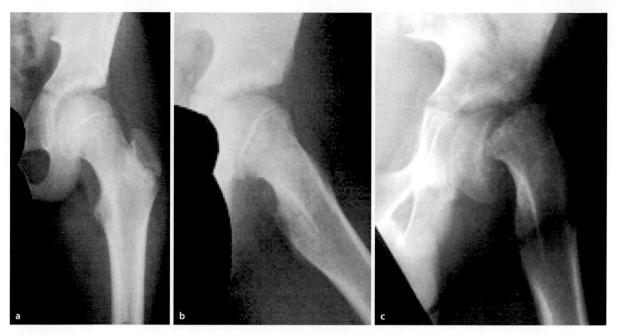

⊡ Abb. 3.72a–c ECF acuta auf lenta links bei einem 12-jährigen Jungen: Zunächst nur leichte Dislokation, dann plötzlich starke Probleme mit komplettem Abrutschen. **a** September 2001, **b** November 2001, **c** Januar 2002

— Alter des Patienten bzw. Ausmaß der noch vorhandenen Wachstumspotenz

ECF acuta Es handelt sich um einen orthopädischen Notfall mit unverzüglicher Klinikeinweisung. In Narkose ist zu prüfen, ob eine Reposition der Epiphyse ohne Kraftaufwand möglich ist. Gelingt dies, sollte unverzüglich eine Fixation der Kopfepiphyse mittels kanülierter Schraube oder beim kleinen Kind auch mit Kirschner-Drähten erfolgen.

> **Eine druckentlastende Miniarthrotomie ist zur Schonung der Blutgefäße notwendig.**

Gelingt die Reposition nur unter vermutetem großem Kraftaufwand, ist bei erheblichem Abkippwinkel >50° ein offenes Verfahren mit Hämatom-/Hüftergussentlastung und offener Reposition sowie kanülierter Schrauben- oder Kirschner-Draht-Fixation zu empfehlen. Um bei dieser offenen Repositionsform die relativ hohe Epiphysennekroserate zu reduzieren, ist eine spannungsfreie Wiederherstellung der Anatomie äußerst wichtig.

ECF incipiens/imminens Fixation in situ mit kanülierter gleitender Schraube oder seltener mittels Kirschner-Drähten. Das voraussichtliche Wachstum des Kindes ist zu berücksichtigen. Gegebenenfalls sind im späteren Verlauf des Wachstums Schrauben bzw. Kirschner-Drähte zu wechseln. Die Behandlung endet erst mit Abschluss des Wachstums.

ECF lenta mit Gleitwinkel a.p. <20° und axial 30° Fixation in situ mittels kanülierter Gleitschraube oder Kirschner-Drähten.

ECF lenta mit Gleitwinkel a.p. >20° und axial 30–50° Fixation in situ mit kanülierter Gleitschraube mit/ohne intertrochantärer Korrekturosteotomie nach Imhäuser (⊡ Abb. 3.73). Diese korrigiert die in situ fixierte Fehlstellung extraartikulär durch intertrochantäre Innenrotationsosteotomie sowie Valgisations- und Flexionseinstellung des Schenkelhalses samt Epiphyse im Azetabulum.

ECF lenta mit Gleitwinkel axial >50° Empfehlung der kanülierten Schraubenfixation in situ und intertrochantäre extraartikuläre Imhäuser-Osteotomie (⊡ Abb. 3.74). Alternativ mit besserer Korrekturmöglichkeit steht die subkapitale intraartikuläre Korrekturosteotomie mit Epiphysenreposition und kanülierter Schraubenfixation zur Wahl, allerdings mit erheblichem Aufwand und Risiko. Die subkapitale Osteotomie (z. B. nach Dunn) birgt ein erhöhtes Epiphysennekroserisiko.

> **In Europa wird die prophylaktische Verschraubung der »gesunden« Gegenseite empfohlen: Mit einem um 10% erhöhten Risiko zeigt sich auch hier die Epiphyseolyse.**

3

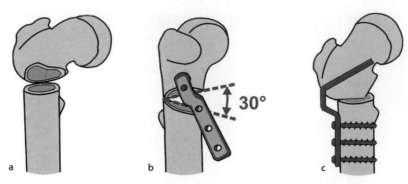

■ **Abb. 3.73a–c ECF: Imhäuser-Osteotomie. a** Ventraler Flexionskeil und lateraler Valgisationskeil intertrochantär entnommen (Sicht von vorne), **b** Eingebrachte Valgisationswinkelplatte eingebracht (Platte läuft im Maße der geplanten Flexion vom Schaft nach vorne weg: Sicht von lateral), **c** Repositionsergebnis nach Imhäuser-Osteotomie in Valgisation und Flexion, sowie Derotation (von vorne) (Aus: Hefti 2009)

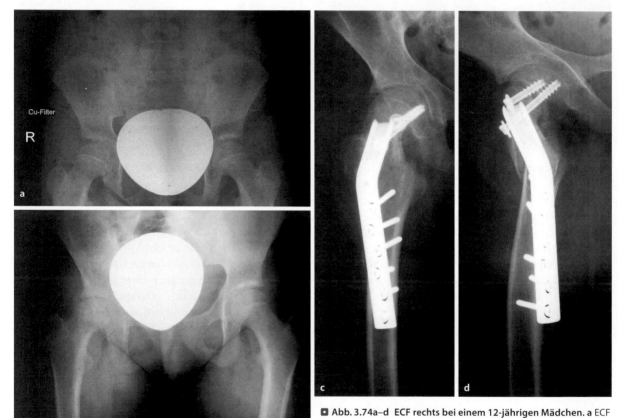

■ **Abb. 3.74a–d ECF rechts bei einem 12-jährigen Mädchen. a** ECF lenta, **b** dann ECF acuta auf lenta, **c, d** Röntgenbild (2 Ebenen) nach Imhäuser-Osteotomie bei ECF: Valgisation, Flexion, Innenrotation des Femurschafts rechts

■ **Komplikationen**

– Allgemeine Risiken und Komplikationen: Hämatom, Wundheilungsstörung, Wundinfekt, Gefäßverletzung, Nervenverletzung
– spezielle Komplikationen:
    – In-situ-Spickung: Gelenkkontakt der Drähte bzw. Schrauben, Implantatdislokation, mangelhafte Fixation der Kopfepiphyse, Kopfnekrose
    – Osteotomie: Implantatdislokation, Gelenkkontakt des Implantats, Kopfnekrose (■ Abb. 3.75), Waldenström-Knorpelnekrose
– längerfristige Folgen: Beinlängenunterschied, Verkürzung des Schenkelhalses, Verlust der Fixation über die Jahre durch Wachstum (neuerliche Fixation notwendig), Herauswachsen von Kirschner-Drähten aus der Kopfepiphyse

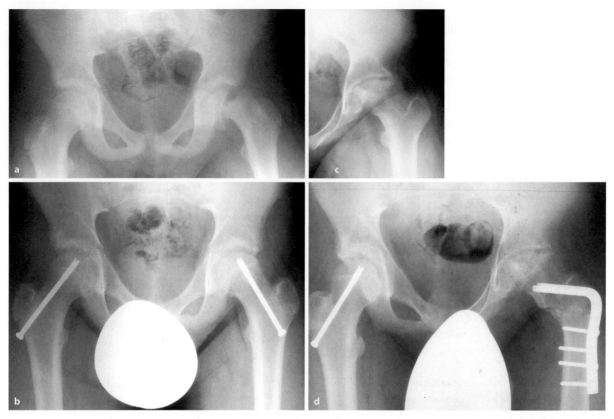

☐ **Abb. 3.75a–d ECF acuta. a** Präoperativ, **b** geschlossene Reposition/Kapselfensterung und Schraubenepiphyseodese beidseits, **c** Hüftkopfnekrose links nach geschlossener Reposition, **d** palliative Varisationsosteotomie links

3.5 Segmentübergreifende Erkrankungen der unteren Extremität

Die Herausforderung für den Arzt ist es, die seltenen pathologischen Deformitäten im Bereich der unteren Extremität von den deutlich überwiegenden einfachen, spontan verschwindenden, physiologischen Varianten im Kleinkindes- und Kindesalter zu unterscheiden. Dieses Kapitel behandelt häufige Erkrankungen und Deformitäten, die ein oder mehrere Segmente der unteren Extremität betreffen.

3.5.1 Differenzialdiagnose kindlicher Beinschmerz

Wachstumsschmerzen, die bei 15% der Kinder auftreten, sind idiopathische, gutartige, wenngleich unbehagliche Sensationen im Bereich der unteren Extremität. Dieses Phänomen zeigt keine funktionellen Störungen oder objektivierbare klinische Zeichen und verschwindet ohne Folgen nach einiger Zeit genauso spontan, wie es zunächst auftrat. Sie sind bei Mädchen als bei Jungen häufiger, treten oft nachts und betreffen primär die Beine. Die Ursache ist unbekannt, obgleich vermutet wird, dass neben genetischen Gründen auch Reizungen des Periosts durch funktionelle und strukturelle Überlastung des Bewegungssystems (Hypermobilität) als Erklärung infrage kommen. Man vermutet auch die Ursachen im Längenwachstum der Knochen mit einer verminderten Anpassung von Sehnen und Muskeln und dem Symptomenkomplex der »Pubertätssteife«.

Wachstumsschmerzen im Beinbereich gehören mit Kopf- und Bauchschmerzen zu den häufigsten Schmerzen während der Kindheit. Die Differenzialdiagnose von Beinschmerzen beinhaltet natürlicherweise alle im Bereich des Bewegungssystems potenziell schmerzauslösenden Umstände und Erkrankungen. Dementsprechend ist die Diagnose per Ausschlussverfahren einzukreisen.

Differenzialdiagnose kindlicher Beinschmerz
- Grippe, Borreliose
- unspezifische Arthritis, Rheuma, Osteomyelitis
- Coxitis fugax, Gonitis fugax
- Osteochondrom, Chondroblastom, Ewing-Sarkom, Osteosarkom
- Familiendynamik, Kindsmisshandlung (»battered child«), Imitation
- Epiphyseolyse, M. Perthes
- Coxa saltans Osteochondrosis dissecans
- Wachstumsschmerzen

■ **Diagnostik**

■ ■ **Anamnese**

Beinschmerzen aus der Gruppe der Wachstumsschmerzen haben typischerweise sehr vagen Charakter, sind schlecht lokalisierbar, oft beidseitig und treten häufig nachts auf, in der Regel ohne den Aktivitätsgrad tagsüber einzuschränken. Das Gangbild wird genauso wenig beeinträchtigt wie der allgemeine Gesundheitszustand. Wichtige Fragen an die Eltern sind:
- Erscheint das Kind im Gesamtzustand krank?
- Humpelt es tagsüber ?
- Ist eine offensichtliche Deformität oder Kontraktur vorhanden?

Typische Fremdanamnese beim kindlichen Beinschmerz
- Hinken, Lahmen
- Stolpern, Schongang, Watscheln
- Fieber
- leicht ermüdbar
- Weinen, Jammern, auf dem Schoß
- apathisch, still, verschlossen
- reizbar

■ ■ **Klinische Untersuchung**

Zu beurteilen ist, ob sich eine tastbare Berührungsempfindlichkeit im Bereich der Beine oder des Rumpfes ergibt, ob die Beweglichkeit aller Gelenke frei und ohne Kontrakturen ist und insbesondere die Hüftgelenke bezüglich der Innenrotation symmetrisch sind (◘ Tab. 3.13).

3.5.2 Differenzialdiagnose Hinken

Das Hinken stellt eine Anomalität des Gangbilds dar, deren Ursache im Allgemeinen Schmerz, Muskelschwäche oder eine Deformität ist. In jedem Fall handelt es sich um ein abklärungsbedürftiges klinisches Zeichen (◘ Tab. 3.14).

◘ **Tab. 3.13** Differenzierungsalgorithmus zwischen Wachstumsbeinschmerzen und ernsten Problemen

Untersuchungsinhalt	Wachstums-schmerz	Ernste Erkrankung
Anamnese		
Lange Schmerz-anamnese	Häufig	Normalerweise selten
Lokalisierter Schmerz	Nein	Häufig
Symmetrischer Schmerz	Häufig	Ungewöhnlich
Veränderte Alltags-aktivität	Nein	Häufig
Hinken/Humpeln	Nein	Manchmal
Gesundheitszustand	Gut	Möglicherweise krank
Klinische Untersuchung		
Berührungs-empfindlichkeit	Nein	Möglicherweise
Schonhaltung	Nein	Möglicherweise
Reduzierter Bewegungsumfang	Nein	Möglicherweise
Laboruntersuchungen		
BSG	Normbereich	+/– pathologisch
CRP/Blutbild	Normbereich	+/– pathologisch

■ **Diagnostik**

■ ■ **Anamnese**

Typische Fragen betreffen den Beginn (ob plötzlich oder schleichend, ob von Geburt an oder später beginnend), den Zusammenhang mit einem Trauma oder einer Erkrankung, den allgemeinen Entwicklungsstand und den Verlauf der Beschwerden (Vorliegen neuromuskulärer Erkrankungen, die die motorische Entwicklung beeinträchtigten).

■ ■ **Klinische Untersuchung**

Ein Hinken kann durch etwas Einfaches wie ein Steinchen im Schuh oder etwas Komplexes wie ein Osteosarkom hervorgerufen werden. Dementsprechend können Verallgemeinerungen bezüglich des sicheren Managements nicht gemacht werden. Oft kann trotz guter klinischer Beschreibung des Hinkens die Ursache nicht geklärt werden. Regelmäßige Befundkontrollen in kurzen Abständen sind wichtig, bis die Diagnose geklärt ist.

Ein Hinken muss immer am bis auf die Unterwäsche entkleideten Kind und über eine längere Gehstrecke unter-

◻ Tab. 3.14 Algorithmus zur Bewertung eines Hinkens (Gangbeobachtung)

	Schmerzhinken	Trendelenburg-Hinken	Spitzfußhinken	Zirkumduktionshinken
Gangbild	Kurze Standbeinphase	Trendelenburg-Schwanken	Zehen-Fersen-Gang	Zirkumduktion in der Schwungbeinphase
Klinik	Schmerzhaftigkeit, Bewegungseinschränkung	Trendelenburg-Zeichen; Duchenne-Zeichen	Achillessehnenverkürzung	Beinlängenprüfung, neurologische Untersuchung, Gelenkbeweglichkeit
Bildgebung/ Tests	Röntgen, evtl. MRT, Szintigraphie	Röntgenbeckenübersicht	Silfverskiöld-Test	Wachstumsprognosen, Röntgenhandskelett (Greulich-Pyle-Score)
Typische Beispiele von Erkrankungen	– Trauma – Kleinkindesfraktur – Überlastungssyndrome – Infektionen – Sehnenansatztendinosen – reaktive Synovialitiden, Hüftschnupfen	– Hüftdysplasie – Zerebralparese	– Zerebralparese (Hemiparese) – Klumpfuß – idiopathischer Zehenspitzengeher	– Beinlängendifferenz – Fußschmerzsyndrom

sucht werden; ein Video ist hilfreich. Vier Typen des Hinkens beeinflussen das klinische Erscheinungsbild.

Schmerzhinken Typisch ist die verkürzte Standphase auf der betroffenen Seite. Um hier dem unangenehmen Schmerzgefühl auszuweichen, wird die Belastungszeit auf dem betroffenen Bein reduziert. Notwendig ist die Verifizierung des Befunds durch Feststellung einer einseitigen Schongelenkstellung, Bewegungseinschränkung und einer schmerzhaften Berührungsempfindlichkeit. Ultraschall der betroffenen Region, Röntgendarstellung in 2 Ebenen, Blutsenkung, CRP und Blutbild sind erforderlich. Bei allseits negativen Befunden sollten eine MRT oder eine Szintigraphie durchgeführt werden.

Spitzfußhinken Spitzfüßiges Gehen ist normalerweise auf eine Kontraktur im Bereich des M. triceps surae zurückzuführen. Diese wiederum hat ihre Ursache in einer infantilen Zerebralparese mit Muskeltonuserhöhungen, Restklumpfußdeformität oder einer idiopathischen Verkürzung der Achillessehne durch idiopathische Muskeltonuserhöhung.

Unabhängig von der Ursache führt die Spitzfüßigkeit zu einer Umkehrung des Abrollvorgangs von den Zehen zur Ferse in der Standphase der betroffenen Seite, was beim jüngeren Kind eine rekurvierte Kniestellung (Genu recurvatum) nach sich zieht. Der Grad der Dorsalextension im oberen Sprunggelenk wird mit dem Silfverskiöld-Test in Kniestreckung und Kniebeugung dokumentiert. Hierbei kann zwischen selektiven Verkürzungen zwischen M. gastrocnemius (entspannt bei Kniebeugung) und M. soleus unterschieden werden.

> **❯ Bei Extensionswerten im oberen Sprunggelenk unter 10° ist eine gründliche neurologische Untersuchung notwendig.**

Duchenne- und Trendelenburg-Hinken Eine Schwäche der Hüftabduktoren (M. gluteus medius), aufgrund neuromuskulärer oder hüftdysplastischer Ursachen, führt zu dieser Form des »Rumpfschaukelns« in der Frontalebene (Grad I der Schwäche: Duchenne-Zeichen). Hierbei schwingt charakteristischerweise die Schulter jeweils in der Standbeinphase zur betroffenen Seite. Beim normalen Gangbild kontrahieren sich die gleichseitigen Abduktorenmuskeln jeweils in der Standbeinphase, um das Becken in der Horizontalen und den Körperschwerpunkt auf einer linearen Fortbewegungslinie im Raum zu halten.

Bei Grad II der Schwäche (Trendelenburg-Zeichen) kippt das Becken und fällt schließlich in Richtung der Schwungbeinseite, sodass sich diese absenkt. Um den Körperschwerpunkt über dem Standbein zu halten, neigt sich der Oberkörper über das schwache Standbein (Duchenne-Zeichen): Dies wird als Trendelenburg-Gang (bei beidseitigem Auftreten im Rahmen der Muskeldystrophie Duchenne auch als Duchenne-Hinken) bezeichnet.

Klinisch ist dies mit dem Trendelenburg-Zeichen zu prüfen, wobei beim Einbeinstand die Stabilisierung des Beckens beobachtet wird: Fällt oder senkt sich das Becken auf der Schwungbeinseite, gilt das Zeichen als positiv.

Eine Röntgenübersichtsaufnahme des Beckens im Stehen und eine neurologische Untersuchung geben Hinweise auf die Ursachen.

Zirkumduktionshinken Diese Gangform erlaubt dem funktionell längeren Bein in der Schwungbeinphase voranzukommen, ohne am Boden zu schleifen. Das Bein wird in großem Bogen nach außen schwingend nach vorne geführt. Gelegentlich wird ein Zirkumduktionshinken bei schmerzendem Sprunggelenk oder anderen schmerzenden Fußgelenken beobachtet, wobei hierdurch weniger Bewegungsamplitude des betroffenen Sprunggelenks beim Gehen notwendig wird.

3.5.3 Achsendrehfehler der unteren Extremitäten

Der Terminus »Version« beschreibt die normalen Variationen der Gliedmaßendrehung. Die tibiale Version bezeichnet die normale Winkeldifferenz zwischen der transkondylären Achse des Knies und der transmalleolaren Achse des Schienbeins. Die normale Tibiaversion geht nach lateral (ca. 15° Außenrotation beim Jugendlichen). Die femorale Version ist die anguläre Differenz zwischen der transzervikalen und der transkondylären Achse. Das normale Femur ist beim Jugendlichen um ca. 15° antevertiert (= 15° Schenkelhalsantetorsion).

Die Torsion einer anatomischen Struktur beschreibt streng genommen eine Version, die um mehr als 2 Standardabweichungen vom Durchschnittswert abweicht. Sie wird als Deformierung angesehen. Analog dazu ist die Antetorsion des Femurs (mediale femorale Torsion = MFT) und die Retrotorsion (laterale femorale Torsion = LFT) als weitgehend abnormale Femurdrehung zu bezeichnen.

Drehfehler können einfach sein, d. h. nur ein Segment betreffen, oder aber komplex und mehrere Segmente involvieren. Komplexe Drehfehler können additiv oder kompensierend wirken: So wirken die Tibiainnenrotation und die gleichzeitige femorale Antetorsion additiv, die Tibiaaußenrotation und die femorale Antetorsion hingegen kompensierend (◙ Abb. 3.76).

Entwicklungsgeschichtlich beginnt das gesamte Bein in der siebten Fetalwoche nach innen zu rotieren, um den großen Zeh in die Mitte der Fortbewegungsachse zu bringen. Die femorale Anteversion (»Antetorsion des Schenkelhalses«) verringert sich dann mit dem Wachstum von etwa 30–40° bei Geburt auf ungefähr 10–12° bei Erreichen der Skelettreife. Die weiblichen Messwerte liegen höher als die männlichen. Die Tibia rotiert demgegenüber von Geburtswerten von 5° Außenrotation in Richtung 15° Außenrotation bei Wachstumsabschluss.

Zusammenfassend betrifft der Hauptwachstumseffekt die Außenrotation sowohl des Femurs als auch der Tibia: Die femorale Anteversion (»Antetorsion«) und Tibiainnenrotation verbessern sich in der Wachstumszeit kontinuierlich. Im Gegensatz dazu verschlechtert sich eine bereits bestehende Tibiaaußentorsion im Wachstum beständig.

■ **Diagnostik**
■■ **Klinische Untersuchung**
Die Erstellung eines Profils des Beinrotationsmusters ist die Grundlage der Beurteilung einer etwaigen Rotationsdeformität. Das Vorgehen umfasst 4 Schritte:

Schritt 1 Beobachtung des gehenden und rennenden Kindes mit Abschätzung des Fußprogressionswinkels (FPW): Dies ist die anguläre Differenz zwischen Fußachse und Fortbewegungsachse. Das durchschnittliche Ausmaß von Fußeinwärtsdrehung (Minuswerte) und Auswärtsdrehung (Pluswerte) wird abgeschätzt. Einwärtsdrehungen von –5 bis –10° sind mild, Werte von –10 bis –15° moderat und Werte über –15° sind als schwerwiegend einzuschätzen. Zeigt das Kind beim Rennen ein typisches Auswärtsschlagen (»Eierquirlgang«) des Unterschenkels in der Schwungbeinphase, so liegt eine vermehrte femorale Antetorsion (= Innenrotation) mit vermehrter Einwärtsdrehung des Oberschenkels zugrunde.

Schritt 2 Die femorale Version wird durch Messung der Hüftrotation bestimmt: In Bauchlage wird die Rotation der Hüfte bei gebeugtem Knie und gestreckter Hüfte gemessen. Die Hüftinnenrotation beträgt normalerweise weniger als 60–70°, die Hüftaußenrotation normalerweise 40–60°.

Schritt 3 Die Messung der tibialen Version erfolgt durch die Bestimmung des Oberschenkel-Fuß-Winkels oder der transmalleolären Achse. In Bauchlage werden die Knie um 90° gebeugt, der Fuß sollte – nur leicht geführt – in eine natürliche Position im rechten Winkel zum Tibiaschaft fallen, wobei die Winkeldifferenz zwischen der Achse des Oberschenkels und des Fußes ein Maß für die Gesamtrotation von Rückfuß und Vorfuß gegenüber dem Oberschenkel darstellt. Die gesuchte tibiale Anteversion wird durch die Winkeldifferenz zwischen Oberschenkelachse und transmalleolarer Achse gefunden. Die Bandbreite der Normalwerte ist groß, und die Durchschnittswerte wachsen mit fortschreitendem Alter an.

Schritt 4 Ein Metatarsus adductus (»Sichelfuß«) wird bei der Beurteilung der Oberschenkel-Fuß-Achse deutlich. Die laterale Seite des Fußes sollte gerade sein; ist sie konvex und zeigen die Zehen eine Adduktionsstellung, kann ein Sichelfuß diagnostiziert werden. Ein pronierter Fuß oder Plattfuß kann Ursache einer Auswärtsdrehung des Fußes sein.

■■ **Bildgebende Verfahren**
Nur bei schwerwiegendem Verdacht einer operationswürdigen Rotationsdeformität werden bildgebende Verfahren eingesetzt. Die femorale Antetorsion kann mit Röntgenbildern der Hüften in 2 Ebenen (a.p., Lauenstein) sowie einer sog. »Froschaufnahme« (Rippstein-II-Aufnahme, ◙ Abb.

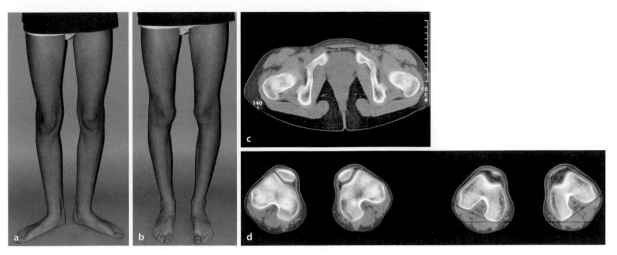

◘ Abb. 3.76a–d Vermehrte Antetorsion des Femurs und Außenrotationsfehlstellung Tibia beidseits (additive Fehlstellung). a, b Klinisch, **c, d** transversales CT des Beckens und der Femurkondylen zur Darstellung der vermehrten Einwärtsdrehung der Femurschaftachse (vermehrte Schenkelhalsantetorsion) und gleichzeitig vermehrter Einwärtsdrehung der Femurkondylen

3.77) zur annähernden Bestimmung des Antetorsionswinkels beurteilt werden. Eine relevante Hüftdysplasie und damit das Verhältnis zwischen Femurkopf und Azetabulum sollte mit diesen Aufnahmen ebenfalls beurteilbar sein.

> **Im Allgemeinen wird eine femorale Antetorsion >50° bei Abschluss der Pubertät als operationswürdig erachtet.**

Dann sollten zur Operationsplanung CT, MRT und Sonographie zur genaueren Bestimmung der transzervikalen, transkondylären und transmalleolären Achsen eingesetzt werden. Insgesamt fehlen normative Werte, sodass Operationsindikationen nur unter sorgfältiger Abwägung aller funktionellen und individuellen Faktoren zu stellen sind.

▪ Therapie

Die Herausforderung bei der Behandlung von kindlichen Rotationsfehlstellungen stellt die effektive Aufklärung und Betreuung der Familie dar. Da viele Rotationsbesonderheiten, wie beispielsweise der vermehrte einwärts gedrehte Gang, sich im weiteren Wachstum spontan von selbst bessern, ist es bei der großen Mehrzahl der Kinder das Beste, abzuwarten.

Versuche, auf das Kind bezüglich Sitz-, Stand-, Lauf- oder Schlafposition kontrollierenden Einfluss zu nehmen, sind zum Scheitern verurteilt und produzieren Frustrationen und Konflikte zwischen Kind und Eltern. Keileinlagen in den Schuhen oder spezielle Orthesen mit Außenrotationsquengelung sowie Nachtlagerungsschienen haben nachgewiesenermaßen keinen Effekt.

Die Familie muss davon überzeugt werden, dass primär Beobachtung das Mittel der Wahl ist: Dies erfordert

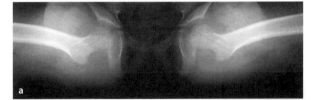

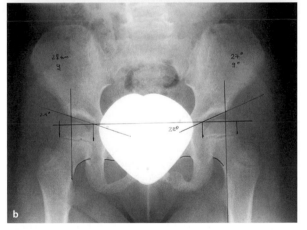

◘ Abb. 3.77a,b Röntgenaufnahmen zur Beurteilung von Achsendrehfehlern. a Rippstein-II-Aufnahme (»Froschaufnahme«) zur Bestimmung der projizierten Femurantetorsion, **b** Becken- und Hüftübersichtsaufnahme in der a.p.-Projektion zur Bestimmung von Zentrum-Kollum-Diaphysen-, Pfannendach- und Zentrum-Ecken-Winkel

natürlich eine sorgfältige und ernsthafte Untersuchung, Aufklärung sowie Bestätigung der Eltern und regelmäßige Nachuntersuchungen. Es muss der Familie klar gemacht werden, dass sich vermutlich weniger als 1% der Torsionsfehlstellungen nicht von selbst auflösen und deshalb später eine operative Korrektur erfordern.

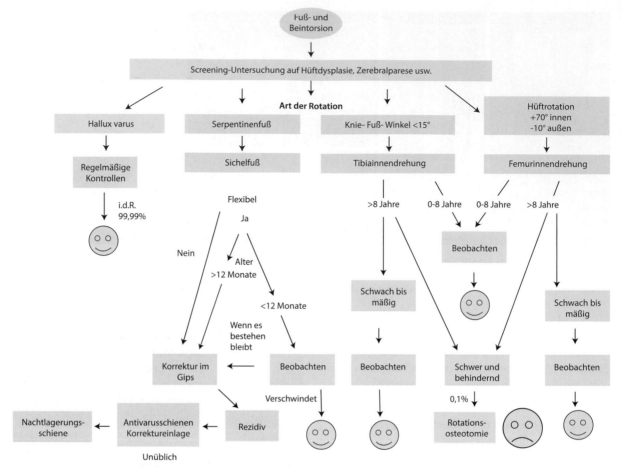

□ Abb. 3.78 Algorithmus zur Einteilung von Rotations- und Torsionsproblemen an Bein und Fuß

Eine Übersicht zur Einteilung der Rotations- und Torsionsprobleme an Bein und Fuß sowie der daraus resultierenden Behandlung zeigt □ Abb. 3.78.

Säugling (bis 15 Monate) Wenn der ältere Säugling seine ersten Vertikalisierungsversuche macht, wird eine vermehrte »Außenrotationsfehlstellung« der Beine beobachtet: Dies ist auf Residuen der Femuraußenversion in utero zurückzuführen und bildet sich natürlicherweise schnell zurück. Eine ebenfalls typische Sichelstellung der Füße verschwindet in 90% der Fälle. Zu achten ist auf eventuelle Rigidität des Metatarsus adductus (Pes adductus) bzw. Persistenz, welche physiotherapeutisch behandelt werden sollten. Persistiert die Adduktionsstellung bis spät in das erste Lebensjahr oder ist trotz Physiotherapie die Rigidität nicht beherrschbar, sollte eine Lagerungsschienenbehandlung, z. B. nachts, erfolgen.

Kleinkind (1,5–4 Jahre) Das einwärts gedrehte Gangbild ist im Verlauf des zweiten Lebensjahres sehr häufig zu beobachten und wird gerade dann festgestellt, wenn das selbst-ständige Gehen sich voll entwickelt. Dieses Einwärtsgehen kann 3 Gründe haben:

- Tibiainnentorsion
- Metatarsus adductus (Pes adductus)
- Hallux adductus (Hallux varus)

Die Tibiainnendrehung ist der häufigste Grund für das innenrotierte Gangbild. Meist ist die Innentorsion asymmetrisch (links mehr als rechts). Nachtlagerungsschienen und Keileinlagen werden zwar immer noch – auch aus Gründen der Beruhigung der Eltern – verordnet, haben aber vielfältigen Studien zufolge keinen nachweisbaren Effekt.

Der Pes adductus (Metatarsus adductus) oder Sichelfuß als gutartige Teilkomponente des Klumpfußes, evtl. kombiniert mit einer Tibiainnendrehung, ist häufig Ursache für den Einwärtsgang. Abhängig vom Schweregrad können zur Behandlung Serienoberschenkelgipse in leichter Kniebeugung oder auch reine Unterschenkelgipse als Gehgipse zur Behandlung eingesetzt werden. Alternativen sind sog. Antivarusschuhe: knöchelübergreifende Kinderschuhe, deren Sohle – ähnlich dem »Linksherumtragen«

von Schuhen – in Abduktionsrichtung gearbeitet ist. Ähnlich effektiv sind Dreipunktstützeinlagen, die nach dem Dreipunkteprinzip »mediale Ferse – Os cuboideum – Metatarsale-I-Köpfchen« dem Fuß eine Wachstumsrichtung vorgeben.

Der Hallux adductus entsteht durch Hyperaktivität des M. abductor hallucis in der Standphase, häufig in gleichzeitiger Flexions-Adduktions-Stellung der anderen Metatarsalia. Mit der zunehmenden Balancierung der Fußmuskulatur bei fortschreitender Reifung des motorischen Nervensystems bildet sich diese Fehlstellung meist spontan zurück. Eine Ausnahme stellt der Hallux varus beim Down-Syndrom dar: Zur Korrektur sind hier im Kleinkindesalter Weichteilplastiken notwendig (Operation nach Farmer).

Kind (4–10 Jahre) Die femorale Antetorsion (mediale femorale Version) ist in dieser Altersgruppe häufig Grund für den Einwärtsdrehgang (Mädchen häufiger als Jungen). Bei Eltern der betroffenen Kinder sieht man als hereditäre Komponente häufig Restzustände dieser Situation. Diese Kinder sitzen am Boden als typisches Merkmal im »umgekehrten« Schneidersitz mit den Beinen in maximaler Innenrotation, haben Einwärtsdrehungen der Kniescheiben (»küssende Kniescheiben«) und zeigen beim Rennen das eigentümliche Auswärtsschlagen (»Eierquirlgang«) des Schwungbeins. Klinisch zeigt sich eine Hüftinnenrotation von mehr als 70°. Zur Einschätzung lässt sich definieren:

- milder Rotationsfehler bei Hüftinnenrotation 70–80°
- moderater Rotationsfehler bei Hüftinnenrotation 80–90°
- starker Rotationsfehler bei Hüftinnenrotation 90–100°

Im gleichen Maße reduziert sich die Hüftaußenrotation bei einem Gesamtrotationsradius von ca.100°. In der späteren Kindheit derotieren die Schenkelhälse meist automatisch durch laterale Version des Femur parallel zur lateralen Version der Tibiae. Hierdurch stellt sich eine Normalisierung der Beinrotation ein.

> Bleibt eine femorale Antetorsion zwischen dem 8. und 10. Lebensjahr von mehr als 90° Hüftinnenrotation bestehen, ist eine vorzugsweise intertrochantäre oder auch weiter distal gelegene Schaftderotationsosteotomie sinnvoll.

Jugendliche (11–16 Jahre)
Außenrotationsfehler der Tibia
Da das Schienbein in jedem Fall während des Wachstums außenrotiert, werden **Außendrehfehler der Tibia** immer gravierender. Insbesondere, wenn die Tibiaaußentorsion mit einer vermehrten femoralen Antetorsion verbunden ist, entstehen Probleme des patellofemoralen Gelenks.

Hierbei steht die transkondyläre Knieachse nach innen, während die transmalleoläre Achse nach außen rotiert: Um den Fuß effizient in Gehrichtung geradeaus zu stellen, wird das Knie entsprechend nach innen gedreht, was seinerseits zu einem lateralisierenden Zug des M. vastus lateralis an der Patella mit entsprechenden Knieschmerzen führt. Operative Korrekturen im Sinne von Derotationen sind bei >45° Tibiaaußentorsionen indiziert, am besten supramalleolär oder seltener im Schaftbereich. Eine Resttibiaaußentorsion von 10–15° sollte bestehen bleiben.

Innendrehfehler der Tibia sind seltener und bei Werten von mehr als –10° des Oberschenkelachsen-Transmalleolarachsen-Winkels aus funktionellen und kosmetischen Gründen operativ zu korrigieren.

Operative Korrekturen von Femurversion und/oder Tibiaversion bei Kindern am Ende der ersten Lebensdekade sind dann anzustreben, wenn erhebliche funktionelle und kosmetische Probleme vorliegen: Dies ist im Allgemeinen dann der Fall, wenn ein einfacher, einetagiger Drehfehler von mehr als 3 Standardabweichungen der Durchschnittswerte oder ein zweietagiger, kombinierter Drehfehler mit jeweils mehr als 2 Standardabweichungen der Durchschnittswerte vorliegt. Prophylaktische Eingriffe sollten nicht durchgeführt werden, hingegen soll nur dann operiert werden, wenn bereits schwere Deformierungen vorliegen.

3.5.4 Beinlängendifferenzen

- **Ätiologie und Pathogenese**

Beinlängendifferenzen können struktureller oder funktioneller Natur sein. Funktionelle Verkürzungen können ihre Ursache in Gelenkkontrakturen haben und erscheinen deshalb nur auf den ersten Blick als Verkürzung. Strukturelle Verkürzungen können in allen Regionen zwischen Becken und Fuß auftreten, obwohl meist nur die Längendiskrepanzen zwischen Femur und Tibia gemessen werden (◘ Tab. 3.15).

- **Diagnostik**

Zunächst Feststellung jeglicher Körperasymmetrie und Veränderungen der Körperproportionen: Betrifft die Asymmetrie nur die unteren Extremitäten? Welche Seite ist die anormale? Hemihypertrophie oder Hemihypotrophie? Hemihypertrophie sollte eine abdominelle Untersuchung nach sich ziehen (Gefäßveränderungen?). Hemihypotrophie findet sich häufig bei der infantilen Zerebralparese (ICP) und bei Zustand nach Poliomyelitis. Beobachtung des Gehens: Spitzfuß, starke vertikale Gehamplitude, Zirkumduktion, Trendelenburg-Schwanken. Ist die Fußlänge gleich? Wie verhalten sich tibiale und femorale Segmente zueinander? Ergibt sich auch eine Diskrepanz im

3

◘ Tab. 3.15 Häufige Ursachen für Beinlängendifferenzen

Kategorie	Beinverkürzung	Beinverlängerung
Kongenitale Veränderung	– Transversale Fehlbildung – longitudinale Fehlbildung – Hypoplasie – Hüftdysplasie – idiopathischer Klumpfuß	Einseitiger Riesenwuchs
Neurogen	– Lähmung, Schwäche (Poliomyelitis, Zerebralparese) – Inaktivität	Sympathektomie
Vaskulär	– Regionale Ischämie – M. Perthes	Arteriovenöse Fisteln
Infektiös	– Wachstumsfugenverletzung – Gelenkempyem	Wachstumsfugenstimulation
Tumoren	– Wachstumsfugenbeteiligung	– Hypertrophe Gefäßerkrankungen – Hämangiome
Trauma	– Wachstumsfugenverletzung – Fehlverheilung, Pseudarthrose	– Wachstumsfugenstimulation durch Schaftfraktur – Distraktion

Bereich der oberen Extremitäten? Liegen Veränderungen der Gelenkbeweglichkeit vor? Ergeben sich syndromale Veränderungen?

> **Vermessung der Beinlängendifferenz**
> ▬ Vermessung der Distanz von der Spina iliaca anterior superior bis zum medialen Malleolus im Liegen (Messfehler ±1 cm).
> ▬ Brettchenunterlage unter das kürzere Bein im Stehen bis zur Horizontalisierung der Beckenkämme. Der Vorteil besteht hier in der Einbeziehung aller Körperregionen vom Becken bis zum Fuß in die Messung.
> ▬ Verwringungen des Beckens bei (thorako-)lumbaler Skoliose können eine Beinlängendifferenz vortäuschen, die eigentlich durch Rumpfkontrakturen hervorgerufen wird.

■ ■ **Bildgebende Verfahren**

Gerasterte Beinachsenaufnahmen mit Beckenübersicht im Stehen a.p. mit eingebrachter Zentimetereinteilung sind beim kleineren, evtl. eher unruhigen Kind sinnvoll, da sie zügig zu machen sind, sie sind allerdings etwas mehr strahlenbelastend. Das CT-Topogramm (»CT-Scout«) ist weniger strahlenbelastend und ermöglicht neben den Beinachsenvermessungen nur im Liegen am Computer auch gleichzeitig eine orientierende Übersicht bei der Beurteilung der Knochenverhältnisse. Für ältere Kinder und Jugendliche ist dies das Mittel der Wahl (◘ Abb. 3.79).

Knochenalterbestimmungen erfolgen trotz erheblicher Streubreiten orientierend über Handskelettaufnahmen der nicht dominanten Hand, die mit einem Referenzbild aus einem Röntgenatlas (z. B. Greulich-Pyle-Atlas) verglichen werden. Als weitere Verfahren stehen sonographische Techniken zur Verfügung, die allerdings sicherer Transducer-Halterungen bedürfen.

■ **Therapie**

Das Ziel aller Beinlängenbehandlungen ist die permanente Austarierung des Beckens in der Horizontalen (◘ Abb. 3.80). Folgende Grundsätze gelten:
▬ Wenn ein Bein stark motorisch geschwächt ist (Poliomyelitis, Zerebralparese), sollte es zum Wachstumsabschluss 1–2 cm kürzer bleiben. Bei Schwäche der Fußdorsalextensoren und der Knieflexoren ist so die Schwungphase erleichtert.
▬ Vor einer etwaigen Beinlängenveränderung sollten zukünftige operative Eingriffe, die Einfluss auf die Beinlänge haben, im Voraus berücksichtigt werden. So zeigen sich typische Beinverlängerungen/-verkürzungen z. B. nach Tripelarthrodese am Fuß von mehr als –1 cm, nach Salter-Beckenosteotomie von mehr als +1 cm, nach Korrektur von Gelenkkontrakturen von mehr als +2 bis 3 cm).
▬ Bei einem irreversiblen kompletten Verschluss einer Wachstumsfuge muss auf der Gegenseite nicht nur die gleiche Fuge blockiert, sondern auch eine weitere Wachstumsregion in die Epiphyseodese mit einbezogen werden. Nur so kann die bereits entstandene Differenz gehalten werden, um dann über den ande-

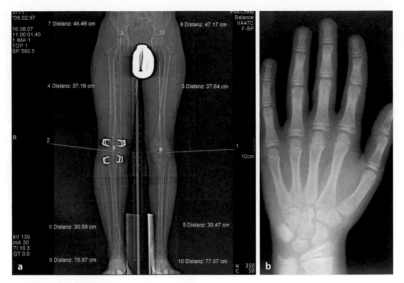

Abb. 3.79a,b Diagnostik der Beinlängendifferenz. a CT-Topogramm zur Vermessung einzelner Abschnitte der unteren Extremitäten,
b Handskelettröntgen zur Skelettalterbestimmung nach Greulich und Pyle

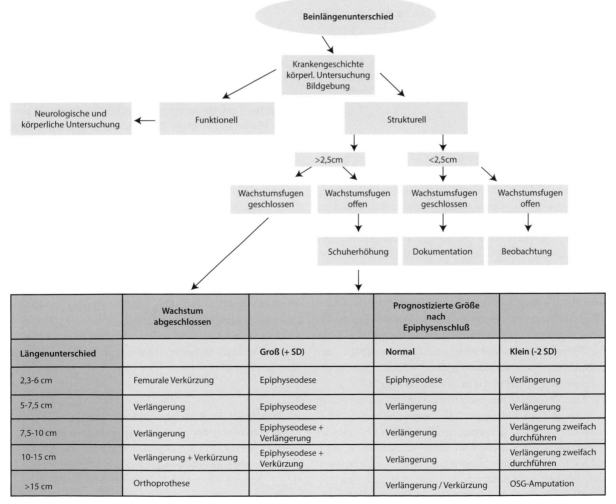

Längenunterschied	Wachstum abgeschlossen	Groß (+ SD)	Prognostizierte Größe nach Epiphysenschluß — Normal	Klein (-2 SD)
2,3-6 cm	Femurale Verkürzung	Epiphyseodese	Epiphyseodese	Verlängerung
5-7,5 cm	Verlängerung	Epiphyseodese	Verlängerung	Verlängerung
7,5-10 cm	Verlängerung	Epiphyseodese + Verlängerung	Verlängerung	Verlängerung zweifach durchführen
10-15 cm	Verlängerung + Verkürzung	Epiphyseodese + Verkürzung	Verlängerung	Verlängerung zweifach durchführen
>15 cm	Orthoprothese		Verlängerung / Verkürzung	OSG-Amputation

Abb. 3.80 Algorithmus zur Behandlung von Längenwachstumsunterschieden der Beine

ren Level eine Angleichung des bereits bestehenden Unterschieds zu erlangen.

- Es ist nicht um jeden Preis erstrebenswert, die Knie-höhe symmetrisch zu erhalten, wenn dies einen unverhältnismäßigen Mehraufwand bei der Beinver-längerung erfordern würde. Ziel ist einzig, das Becken lotgerecht horizontal auszurichten.
- Beinlängenausgleiche durch Schuherhöhungen sind das effektivste und einfachste Mittel bei Differenzen im Bereich von 2–3 cm. Höhere Beinlängenausgleiche mit Anbauten haben den Nachteil der zunehmenden Instabilität im Sprunggelenk, der Gewichtszunahme am Fuß und der reduzierten Akzeptanz durch das Kind.
- Die temporäre oder endgültige Epiphyseodese der aktivsten Wachstumsfugen der längeren Seite sind die effektivsten Methoden bei Beinlängendifferenz im Bereich von 2–6 cm.
- Jungen erreichen die Skelettreife mit durchschnittlich 16 Jahren, Mädchen mit 14 Jahren. Die distale Femur-wachstumsepiphysenfuge trägt im (prä-)pubertären Wachstumsschub durchschnittlich 10 mm/per annum zum Wachstum des Beines bei, die proximale Tibia-epiphysenfuge trägt ungefähr 6 mm pro Jahr bei.
- Der günstigste Zeitpunkt von Operationen, welche die Wachstumsfugen beeinflussen, ist die präpuber-täre Wachstumsphase.

■■ Operative Therapie

Temporäre Epiphyseodesen mit Klammern (Blount) oder Schrauben-Plättchen-Systemen (»8-plates«) sind beson-ders dann sinnvoll, wenn genaue Wachstumsvorhersagen aufgrund der Unmöglichkeit der Skelettalterbestimmung schwierig sind, also dann, wenn ungenaue Berechnungen der zu erwartenden Längendiskrepanz die Bestimmung des exakten Zeitpunkts einer endgültigen chirurgischen Epi-physeodese schwierig machen. Es werden hierzu pro Epi-physenseite 2 verstärkte (Blount-)Klammern oder jeweils ein Schrauben-Plättchen-System (»8-plate«) extraperiostal und mit den Branchen fern der Wachstumsfuge des länge-ren Beins eingesetzt. Es eignen sich besonders die sehr ak-tiven Fugen des distalen Femurs und der proximalen Tibia. Sie können dann nach Erreichen des gewünschten Aus-gleichs bzw. nach vorausschauender Verkürzung der ge-sunden Seite wieder entfernt werden (◘ Abb. 3.81).

Der Zeitpunkt für endgültige Epiphyseodesen kann nur bei genauer Berechnung des verbleibenden Wachs-tums des Beins und des gesamten Körpers bei Kenntnis des Skelettalters sicher geplant werden. Verschiedene graphi-sche Hilfsmittel zur Extrapolation des noch zu erwarten-den Wachstums haben sich bewährt: Am weitesten ver-breitet ist die »Straight-line-graph«-Methode von Moseley. Zu 3 verschiedenen Zeitpunkten innerhalb von mindes-

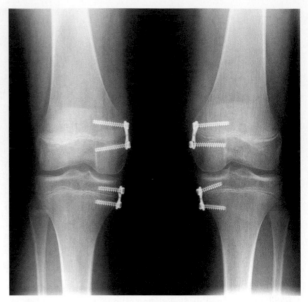

◘ Abb. 3.81 Temporäre Hemi-Epiphyseodese am Knie bei Genua valga mit Plättchenimplantation (»8-plates«)

tens 15 Monaten muss das Wachstum beider Beine röntge-nologisch beobachtet werden, um schließlich die erwarte-te Endlänge des Beinabschnitts (unter Kenntnis des Kno-chenalters) mittels graphischer Regression zu berechnen. Chirurgisch erfolgt dann zum errechneten Zeitpunkt per-kutan die »Ausbohrung« der Wachstumsfuge mit einem adäquaten Bohrer von der Seite unter Bildwandlerkontrol-le. Differenzen von 2–6 cm sind so meist gut korrigierbar.

Knochenverkürzungen, besonders femoral proximal, sind ebenfalls eine sichere Methode im Bereich von 3–6 cm Differenzen nach Abschluss des Skelettwachstums. Hierzu wird subtrochantär im Sinne einer umgedrehten Z-Plastik der Knochen verkürzt und mit einer Winkelplatte fixiert.

Knochenverlängerungen nach dem Prinzip der Kal-lusdistraktion werden mit externen oder internen Appa-raturen durchgeführt: Ilizarov-Ringfixateur, Spinelli-Montcelli-Ringfixateur (◘ Abb. 3.82), Wagner-Monolate-ralfixateur, Heidelberger-Angulationsfixateur, Orthofix-Monolateralfixateur, Taylor-Spatialframe, Albizzia-Nagel, IKDS-Nagel etc. Sie basieren auf 6 grundlegenden Prinzi-pien (s. Übersicht)

Prinzipien der Knochenverlängerungen
- **Fixierung der zu verlängernden Beinregion:**
  Die Fixation sollte eine ausreichende Stabilität der Fragmente erlauben, um eine anatomiegerechte Bildung von neuem Knochen zu gewährleisten,
  ▼

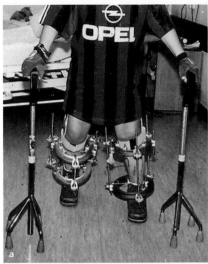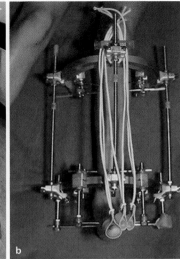

◘ Abb. 3.82a,b Kallusdistraktion mit Ringfixateuren. a Achsenkorrektur beider Unterschenkel bei Hypochondroplasie und varischem Schienbein, **b** einseitige Korrektur bei longitudinalem Fibuladefekt mit Verlust des vierten und fünften Zehenstrahls

gleichzeitig aber Dynamisierung und Kompression zu erlauben. Der Ilizarov-Ringfixateur bietet diese Vorteile.

- **Ort der Verlängerung:** Es gilt der Grundsatz, dass die Distraktionskallusbildung am effektivsten im Bereich der Wachstumsfuge, etwas weniger effektiv in der Metaphyse des Knochens und am schwächsten im Schaftbereich ist. Allerdings ist sie im Epiphysenbereich technisch schwierig, deshalb wird meist doch meta- oder diaphysär verlängert.
- **Knochendurchtrennung:** Diese muss vorsichtig geschehen, sodass Periost und Knochenmark intakt bleiben. Diese Kortikotomie durchtrennt manuell mit Meißel nur die Kortikalis und schont den Rest.
- **Ruhephase vor der Distraktion:** Damit sich ein guter Kallus vor der Distraktion bilden kann, muss eine Ruhephase von einigen Tagen Dauer eingehalten werden (Dauer = Alter des Kindes in Tagen).
- **Verlängerungsrate:** 1 mm/Tag
- **Verlängerungsrhythmus:** 4-mal 0,25 mm/Tag

Prinzipiell gilt, dass die Komplikationsrate hoch ist. Der Großteil der kleineren Komplikationen, wie oberflächliche Pin-Infektionen und Achsenabweichungen während der Verlängerungsphase, kann behoben werden, ohne das Endresultat zu beeinträchtigen. Einige wenige Komplikationen, z. B. tiefe Beinvenenthrombosen, tiefe Pin-Infektionen und Kompartmentsyndrome führen zum Abbruch der Verlängerung.

Longitudinale Fehlbildungen des Femurs

Das **kongenital kurze Femur** (Femurhypoplasie) mit einer Beinlängenverkürzung von 20–30% kommt mit einer Inzidenz von 2/100.000 Neugeborenen vor. Im Röntgen zeigt sich ein intaktes Femur, allerdings mit einer mehr oder minder ausgeprägten Coxa vara und einem hypoplastischen lateralen Femurkondylus, der zu einem erheblichen Genu valgum führt. Sofern das Unterschenkelsegment normal ist, können diese Kinder ohne prothetische Versorgung auskommen.

Dies gelingt allerdings nur, wenn in 2 Schritten eine Korrektur im Verlauf des Wachstums vorgenommen wird: Erster Schritt ist die allgemeine Formkorrektur des Femurs im Hüft- und Kniebereich (ggf. Salter-Beckenosteotomie bzw. femorale intertrochantäre Valgusosteotomie) im Vorschulalter. Der zweite Schritt betrifft die Verlängerung des Femurs mittels Kallusdistraktion, parallel dazu ggf. eine Verkürzung des anderen Beins mittels temporärer oder finaler Epiphyseodese.

Jeder Zentimeter, der durch eine derartige Verkürzung der Gegenseite gewonnen wird, erspart dem Kind ungefähr 6 Wochen in einer Verlängerungsapparatur. Natürlich sollte die berechnete definitive Körpergröße so sein, dass die Verringerung der Körpergröße keine Beeinträchtigung darstellt.

Bei der **proximalen fokalen Femurdefizienz** (PFFD) besteht eine Deformität oder ein Defekt des proximalen Femurs mit einer Beinlängenverkürzung von 35–50% (◘ Abb. 3.83). Typisch sind fixierte Hüft- und Kniebeugekontrakturen, wobei das Sprunggelenk meist auf Höhe des gesunden Knies der Gegenseite lokalisiert ist. Die Inzidenz beträgt ungefähr 2/100.000 Neugeborenen, die Defizienz

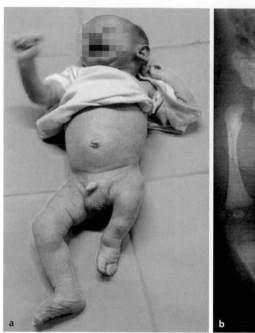
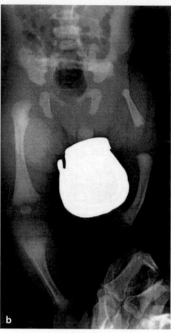

◘ Abb. 3.83a,b Proximales fokales Femurdefizit (PFFD) als longitudinaler Defekt der linken unteren Extremität (Hüftluxation und Fibuladefizit mit Aplasie der Strahlen IV und V). **a** Klinisch, **b** im Röntgenbild

tritt meist einseitig auf. Gemäß der Klassifikation von Pappas reicht der Defekt in 9 Klassen vom vollständigen Fehlen des Femurs bis zur dysproportionierten Hypoplasie. Dementsprechend ist das Ausmaß der Beinlängendifferenz variabel, und die zur Verfügung stehenden Behandlungsoptionen sind vielfältig.

Sie reichen von den oben genannten Verfahren (vgl. Femurhypoplasie) bei den Pappas-Klassen VII, VIII, IX über femoroazetabuläre und tibioazetabuläre Einstellungen des kurzen Restfemurs bzw. des Tibiakopfes bei den Pappas-Klassen I,II,III bis hin zu Umkehr- und Rotationsplastiken bei Insuffizienz des Hüftgelenks und kurzem Femurrest, aber intaktem Unterschenkel bei den Klassen I–IV. Letzteres ist allerdings nicht selbstverständlich: 50–80% der Fälle zeigen eine Fibulaaplasie mit entsprechenden Funktionsstörungen des Knies und Sprunggelenks.

Extreme Längendefizite – bis hin zum Verlust einer gesamten Unterschenkellänge – können mit Verlängerungsverfahren meist nicht mehr kompensiert werden und sind deshalb mit Orthoprothesen zu versorgen (◘ Abb. 3.84). Hierzu kann die Amputation eines funktionslosen, »prothesenstörenden« Fußes (Syme-Amputation) gelegentlich sinnvoll sein. Die sensible und kompetente Führung der Familie des betroffenen Kindes in einem spezialisierten Kinderorthopädiezentrum ist über die gesamte Wachstumsperiode sinnvoll und wichtig.

Longitudinale Fehlbildungen der Fibula

Die häufigste longitudinale Fehlbildung ist die Fehlbildung der Fibula mit einer Inzidenz von 1/30.000 Neugeborene. Achterman und Kalamchi unterscheiden 2 Typen:

- Typ I: Hypoplasie der Fibula
  - Typ Ia: im proximalen Bereich mit weitgehend intakter Malleolengabel
  - Typ Ib: mit dysplastischer Malleolengabel
- Typ II: Aplasie der Fibula

Das Ausmaß der funktionellen Störung ist abhängig von Veränderungen der Knöchelgabel und der dadurch entstehenden spitzfüßig-valgischen Fußdeformität mit entsprechender Unterschenkelverkürzung (◘ Abb. 3.85 u. ◘ Abb. 3.86). In Abhängigkeit der Betroffenheit der Fibula sind auch Rückfußfehlbildungen (Koalitionen) und laterale Zehenstrahlverluste zu beobachten. Sie führen zu einem rigiden, funktionsbeeinträchtigten Fuß.

Ziel der Behandlung ist die weitgehende Umwandlung der Längen- und Achsenfehlbildung von Knie, Unterschenkel und Fuß mit der entsprechenden Unterschenkelfunktionsstörung in einen Zustand minimaler Abhängigkeit von orthetischen und prothetischen Hilfsmitteln bei maximaler Funktion. Die Palette der Behandlungsmaßnahmen reicht von konventionellen Schuherhöhungen und Schuhzurichtungen über einfache beinverlängernde Maßnahmen (Ilizarov-Ringfixateur) bis hin zu komplexen Sehnenverlängerungen und knöchernen Umstellungsosteotomien im proximalen und distalen Tibia- und Rückfußbereich.

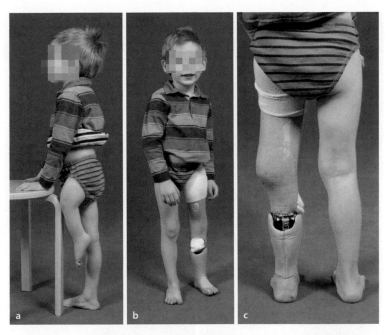

⬛ Abb. 3.84a–c Proximales fokales Femurdefizit (PFFD). a Longitudinaler Defekt der linken unteren Extremität, **b, c** Orthoprothese

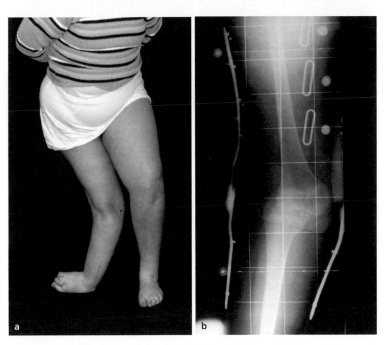

⬛ Abb. 3.85a,b Longitudinaler Defekt der Fibula Typ II mit Aplasie der Fibula, Knieinstabilität und Zehenstrahlverlust. a Klinisch, **b** im Röntgenbild

Longitudinale Fehlbildung der Tibia

Kalamchi und Dawe teilen diesen seltenen longitudinalen Defekt (1,5/100.000 Neugeborene) in 3 Typen:

- Typ I: Aplasie der Tibia mit Varusverbiegung der Fibula, Fehlen der ersten 3 Zehenstrahlen, Adduktion und Inversion des Fußes

- Typ II: Hypoplasie der Tibia mit erhaltenem Kniegelenk
- Typ III: Dysplasie der distalen Tibia mit tibiofibulärer Diastase, equinovarische Fehlstellung des Fußes, Prominenz der distalen Fibula (⬛ Abb. 3.87)

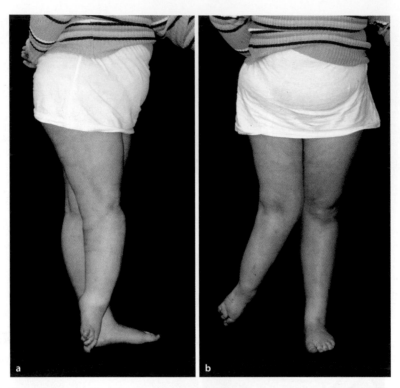

◻ Abb. 3.86a,b Longitudinaler Defekt der Fibula Typ II mit Valgusfehlstellung im Knie und Unterschenkelverkürzung

Die Behandlung von Typ I hängt von der Funktion des Kniegelenks ab und hier besonders von der Kraftübertragung des M. quadriceps auf den Unterschenkel. Ist diese gut, kann eine Zentralisierung der Fibula vorgenommen werden, auf die später eine orthetische Versorgung des Unterschenkels folgt. Bei einer Flexionskontraktur des Knies und erheblicher Defizienz des distalen Femurs ist frühzeitig eine knieexartikulierende Amputation anzustreben, gefolgt von einer adäquaten und funktionell günstigeren Prothese.

Bei dem seltenen Typ II wird bei intaktem Kniegelenk eine Fusion der distalen Tibia und Fibula angestrebt und in Abhängigkeit von der Fußdeformität entweder orthetisch versorgt oder teilamputiert.

Bei der Behandlung von Typ III besteht das Hauptproblem in der fehlenden Stabilität des Talus unter der Tibia und der zusätzlichen erheblichen Beinlängendifferenz. Mithilfe eines Ilizarov-Ringfixateurs kann selektiv die Tibia gegenüber der Fibula verlängert und parallel der Rückfuß unter die Tibia reponiert werden (◻ Abb. 3.88). Später muss die Fusion von distaler Fibula und Tibia erfolgen. Amputationen im Fußbereich sind selten notwendig.

3.5.5 Frontale Beinachsenabweichungen

Frontale Achsenabweichungen der Beinachse, die jenseits der 2-fachen Standardabweichung vom Durchschnittswert

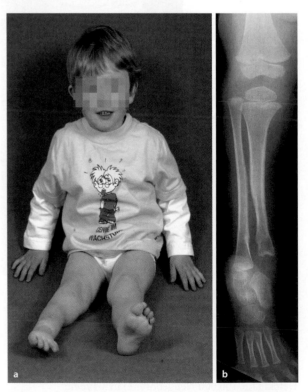

◻ Abb. 3.87a,b Longitudinale Fehlbildung der Tibia Typ III mit Hypoplasie der Großzehe und Unterschenkelverkürzung. a Klinisch, b im Röntgenbild

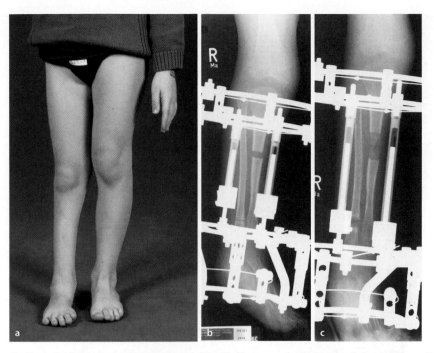

Abb. 3.88a–c Longitudinale Fehlbildung der Tibia Typ III: Selektive Verlängerung des Unterschenkels mit höherer Transportrate von der Tibia gegenüber der Fibula sowie OSG-Rekonstruktion. **a** Klinisch, **b, c** im Röntgenbild im Verlauf der Distraktion

liegen, werden als pathologische Genua valga (X-Beine) oder Genua vara (O-Beine) bezeichnet. Physiologische Varianten unterhalb der Grenze von +/-2 Standardabweichung sind häufig: Typischerweise treten Seitverbiegungen der Tibia (Tibia vara) im ersten Lebensjahr auf, im zweiten Lebensjahr tritt hierzu die Gesamtseitverbiegung des Beines hinzu (Genua vara), während im Alter von 3–4 Jahren ein Achsenwechsel zum beidseitigen X-Bein zu beobachten ist (◘ Abb. 3.89).

Das X-Bein sollte bis zum neunten Lebensjahr ausgeglichen sein. Die frontalen Beinachsenabweichungen verlaufen konkordant zu den Femur- und Tibiatorsionen. Der Stellung des Rückfußes ist besondere Bedeutung beizumessen: Zum Beispiel zeigt sich eine pathologischen X-Stellung im Knie bei einem ausgeprägten Calcaneus valgus. Eine Checkliste über die physiologischen und pathologischen Veränderungen der frontalen Beinachse zeigt ◘ Tab. 3.16. Häufige Ursachen pathologischer Genua valga und Genua vara sind in ◘ Tab. 3.17 dargestellt.

◘ **Tab. 3.16** Checkliste physiologische und pathologische Veränderungen der frontalen Beinachse

Parameter	Physiologische Achsenabweichung	Pathologische Achsenabweichung
Häufigkeit	Häufig	Selten
Familienanamnese	Meist negativ	Familiäre Häufung
Allgemeine Essgewohnheiten	Normal	Möglicherweise anormal
Allgemeine Gesundheit	Gut	Möglicherweise andere muskuloskelettale Abweichungen
Manifestationsalter	2. Lebensjahr: O-Beine 4.–6. Lebensjahr: X-Beine	Häufig fortschreitend jenseits der normalen Sequenz
Körpergröße	Normal	Möglicherweise kleiner als 5. Perzentil
Symmetrie	Symmetrisch	Symmetrisch oder asymmetrisch
Manifestationsgrad	Mild/moderat	Mehr als 2 SD

SD Standardabweichung

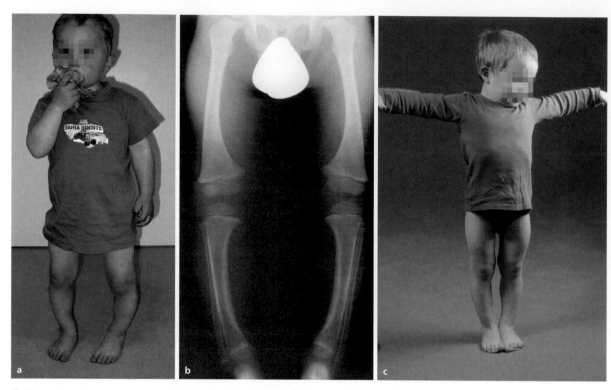

☐ **Abb. 3.89a–c Physiologische Entwicklung frontaler Achsenverhältnisse. a, b** Varische Verbiegung von Tibia und Femur im Alter von 18 Monaten, **c** schrittweise Ausgradung mit 4 Jahren

☐ **Tab. 3.17** Häufige Ursachen pathologischer Genua valga und Genua vara

Ursache	Genu valgum	Genu varum
Kongenital	Longitudinale Fibulafehlbildung	–
Dysplasie	Hypo- oder Achondroplasie	Hypo- oder Achondroplasie
Trauma	Asymmetrischer Längenwuchs nach metaphysärer Fraktur (Tibia), partieller Wachstumsfugenschluss	Partieller Wachstumsfugenschluss
Idiopathisch	Akzentuierung des physiologischen Genu valgum >2 SD oder 10 cm intermalleolar	Akzentuierung des physiologischen Genu varum >2 SD über dem Durchschnitt (Tibia vara, M. Blount)
Metabolisch	Selteneres Bild bei Rachitis	Übliches Bild bei Rachitis
Osteopathisch (Osteopenie)	Osteogenesis imperfecta	–
Entzündlich	Rheumatoide Arthritis (Kniegelenk)	–
Infektion	Wachstumsfugenverletzung	Wachstumsfugenverletzung

SD Standardabweichung

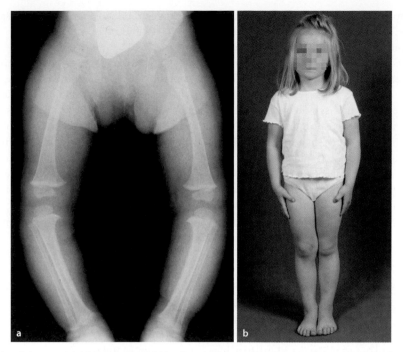

◨ **Abb. 3.90a,b Phosphatdiabetes. a** Initial massive Varusfehlstellung im Röntgen (typische metaphysäre Kelchauftreibung), **b** späteres klinisches Erscheinungsbild nach medikamentöser Therapie

M. Blount

Obwohl beim kleinen Kind auch dramatische Formen des O-Beins nicht ungewöhnlich sind, scheint bei einigen dieser Kinder die Varusdeformität doch rasch fortzuschreiten. Dann liegt möglicherweise eine Wachstumsstörung der medialen proximalen Tibiawachstumsfuge (M. Blount) unklarer Ursache vor, die in ihrer extremsten Form zu einem vorzeitigen medialen Fugenschluss führt. Sie tritt bei Übergewicht und Zugehörigkeit zur karibischen oder afroamerikanischen Ethnie gehäuft auf. Zwei klinische Muster werden beschrieben:

- klinische Manifestation beim Kleinkind (1–3 Jahre) ohne maßgeblichen Röntgenbefund, aber mit positiver Szintigraphie
- klinische Manifestation beim älteren Kind und Jugendlichen (6–18 Jahre) mit deutlichem Röntgenbefund einer ausgezogenen Tibiaepiphyse

Die Klassifikation nach Langenskiöld unterscheidet 6 Stadien in Abhängigkeit von den röntgenologischen Veränderungen im Bereich der medialen Epiphyse und Metaphyse. Die Stadien I und II sind nach Schienenbehandlung vollständig reversibel; die Stadien III und IV sind im Allgemeinen einer Umstellungskorrektur im Tibiakopfbereich zuzuführen, während die Stadien V und VI mit 2 Osteotomien behandelt werden sollte (Korrekturosteotomie der proximalen Tibia und Lösung der vorzeitigen Knochenbrücke der medialen Wachstumsfuge).

Genua vara bei Rachitis und Phosphatdiabetes

Verdächtig sind Kinder mit progredienter beidseitiger Varusdeformität, geringer Körpergröße und einer positiven Familien- und Ernährungsanamnese. Die Vitamin-D-Mangel-Rachitis induziert eine generalisierte varische Beinverbiegung und eine knöcherne epiphysäre Rarefizierung. Erniedrigte Kalzium- und Phosphatwerte im Blut und eine hohe alkalische Phosphatase bestätigen die Verdachtsdiagnose. Winkel- und Achsenbestimmungen in Beinachsenaufnahmen sind notwendig.

Selbstverständlich ist nach Diagnosestellung eine ausreichende Substitutionstherapie notwendig. Eine endokrinologische Untersuchung ist sinnvoll; die Therapieoptionen sind daraus zu abzuleiten (◨ Abb. 3.90).

Falls notwendig, können temporäre knienahe Hemiepiphyseodesen frühzeitig im Kindesalter oder später in der Adoleszenz Osteotomien (ggf. auch mehrere Höhen) zur Achsenkorrektur durchgeführt werden. Schienenbehandlungen haben wegen der Lebenseinschränkungen deutlich an Bedeutung verloren.

▪ Diagnostik

Der Untersuchungsalgorithmus bei frontalen Achsenabweichungen (X-Bein, O-Bein) beinhaltet Familienanamnese, Ernährungsanamnese und natürlich eine klinische Untersuchung (untere Extremitäten: Symmetrie, Ausprägung, Seite). Bei physiologischen Verhältnissen mit negativer Anamnese, normalem Bewegungsuntersuchungsbefund, Symmetrie der Beinachsenabweichung gemäß den altersentsprechenden Erwartungen (Kleinstkind bis 2. Lebensjahr: O-Bein; Kleinkind bis 6. Lebensjahr: X-Bein) erfolgt eine Beobachtung über die nächsten Wachstumsjahre.

Bei Abweichungen im Sinne asymmetrischer Befunde bzw. Auffälligkeiten in den Lebensumständen des Kindes ist eine Bildgebung sinnvoll. Zeigen sich zunächst im Röntgenbild mediale metaphysäre Auskragungen (Tibia vara/ M. Blount?), weite Wachstumsfugen (Rachitis?) oder auch Epiphysenbrücken (posttraumatisch?), muss an eine Pathologie gedacht werden, die mit weiteren bildgebenden (Szintigraphie/MRT) sowie laborchemischen Verfahren (Rachitis/Phosphatdiabetes) geklärt werden muss.

- **Therapie**

Da sich bei der überwiegenden Mehrheit aller Kinder die frontalen Achsendeformitäten von allein zurückbilden, ist die primäre Aufgabe des Arztes die gute Führung der Familie: Um physiologische Varianten in ihrem Verlauf zu beurteilen, sind primär Fotographien der klinischen Situation sinnvoll, die dann 3–6 Monate später bei den Nachuntersuchungen wiederholt werden. Sollte sich hierbei eine Pathologie bestätigen, stehen folgende Behandlungsoptionen zur Verfügung.

Behandlungsoptionen
- Vermeidung von Keileinlagen, da deren Effektivität umstritten ist
- Vermeidung von allen Formen von Schienen, Gehapparaten, auch bei Rachitis; Ausnahme sind ggf. früheste Formen des M. Blount beim Kleinkind
- Entscheidung zwischen Osteotomien und knienahen Hemiepihyseodesen

---

Ziel der operativen Behandlung ist:
- Korrektur des Kniewinkels
- Horizontalisierung der Knie- und Sprunggelenkflächen
- Beibehaltung der Beinlänge
- Korrektur aller zusätzlichen Rotations- und Achsendeformitäten
- Korrektur von fokalen Deformitäten durch einetagige öffnende oder schließende Keilosteotomien unter sorgfältiger Planung am Röntgenbild; sagittale und axiale Deformitäten sind mit zu korrigieren; Beinlängenunterschiede sind planerisch vorauszusehen
- Korrektur von großbogigen Deformitäten durch mehretagige Osteotomien
- Verschiebung der komplexen Osteotomien bei generalisierten Erkrankungen (Rachitis, Systemerkrankungen) bis auf ältere Wachstumsalter, um Rezidive zu verhindern

Temporäre Hemiepiphyseodesen werden mit Klammern (Blount) oder kleinen winkelflexiblen Plättchen epiphysenfern und extraperiostal durchgeführt. Die verschiedenen Wachstumsphasen des Kindes sind zu berücksichtigen. Nachteil der Methode ist die Notwendigkeit der Materialentfernung; Vorteil sind die Einfachheit komplexer Korrekturen und die zeitliche Unabhängigkeit, ohne Zwang einer allzu exakten Vorhersage des Wachstums. Bei erreichter Korrektur werden die Klammern/Plättchen wieder entfernt (◘ Abb. 3.91).

Finale (über perkutane Bohrungen durchgeführte) Hemiepiphyseodesen sind ebenfalls sehr effektiv, bedürfen aber einer sehr genauen Vorherbestimmung des verbleibenden Wachstums, um Achsenüber- oder -unterkorrekturen zu vermeiden. Die Bestimmung des Knochenalters sowie die Bestimmung des Knochenlängenwachstums über mindestens 18 Monate helfen bei der genaueren Planung, ebenso die Verwendung der Wachstumsregressionskurven von Moseley.

Liegen bereits erhebliche Achsendeformitäten mit Gelenkflächenfehlstellungen beim jungen Kind vor, ist eine temporäre Hemiepiphyseodese oder Osteotomie vorzuziehen, um hier nicht über Jahre schwere Achsenfehlstellungen beobachten zu müssen, bis der richtige, berechnete Zeitpunkt für die finale Hemiepiphyseodese erreicht ist.

3.6   Knie und Schienbein

3.6.1   Entwicklung

Das Knie entwickelt sich als typisches Synovialgelenk während des 3. und 4. Fetalmonats. Sekundäre Ossifikationszentren formieren sich distal femoral zwischen dem 6. und 9. Fetalmonat und proximal tibial zwischen dem 8. fetalen und 1. postnatalen Monat. Der Patellaknochenkern erscheint zwischen dem 2. und 4. Lebensjahr bei Mädchen und zwischen dem 3. und 7. Lebensjahr bei Jungen. Variationen der Entwicklung und der Ossifikationszentren führen zu Schwierigkeiten bei der Beurteilung von Röntgenbildern der Knieregion (s. Übersicht).

Mehr als 25% aller muskuloskelettalen Probleme bei Kindern aller Altersgruppen betreffen die Knieregion. Wegen des schnellen Wachstums der Epiphysenfugen des distalen Femurs und der proximalen Tibia entwickeln sich Osteomyelitis und Tumoren wie das Osteosarkom hier überproportional häufig.

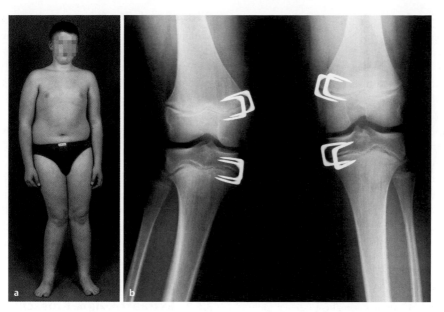

Abb. 3.91a,b Idiopathische Genua valga. a Klinisch, **b** Röntgenbild nach temporärer Epiphyseodese der medialen knienahen Wachstumsfugen mit Blount-Klammern, alternativ auch »8-plates«

Schwierigkeiten bei der Beurteilung von Röntgenbildern des Knies

- Irreguläre Ossifikationen der Kniescheibe sind häufig (Patella bipartita).
- Fibrokortikale Defekte (z. B. nicht ossifizierendes Fibrom) sind meist bedeutungslose Entwicklungsvarianten und verschwinden spontan (exzentrische, sklerotische Begrenzungen von röntgendurchlässigen Zentren).
- Irreguläre femoral-kondyläre Verknöcherung der Epiphysen (irreguläre Mineralisation der Grenzen der Verknöcherungszentren mit Gefahr der Verwechselung mit einer Osteochondrosis dissecans).
- Funktionsveränderungen des Knies bei Dysplasiesyndromen: patellofemoraler Schmerz beim Nagel-Patella-Syndrom, Kniescheibenluxationen beim Down-Syndrom, Hauteinziehung und Grübchen über der Kniescheibe bei der Arthrogrypose, Genu recurvatum bei Spina bifida und Arthrogrypose, Genu varum bei Rachitis und damit assoziierten Veränderungen, Genu valgum bei M. Morquio und Ellis-Van-Creveld-Syndrom.

3.6.2 Diagnostik

Klinische Untersuchung

Im Stehen sind die Symmetrie, der Knie-(Popliteal-)Winkel (Vollstreckung oder Überstreckung), die Knieschei-

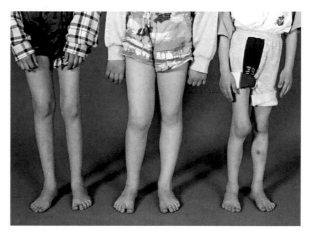

Abb. 3.92 Schwellung des jeweils rechten Knies bei familiären Gerinnungsanomalien mit chronischem Hämarthros

benposition, Schwellungen und Flüssigkeitsansammlungen (**Abb. 3.92**) sowie Entzündungszeichen zu beobachten. Der sog. Q-Winkel nach Battström in der Frontalsicht ist der Winkel zwischen einer Linie von der Spina iliaca antrior superior zur Patellamitte und einer Linie von der Patellamitte zur Tuberositas tibiae. Dieser Winkel sollte <15° betragen (**Abb. 3.93**).

Bei der **Funktionsbeurteilung** im Sitzen ist bei Beugung und Streckung des Knies die Patellaführung zu beschreiben (linear oder lateralisiert bei Streckung). Volle Streck- und Beugefähigkeit sind zu beurteilen.

Bei der **Palpation** wird auf eine abnorme Berührungsempfindlichkeit mit Punctum maximum, die Gewebetem-

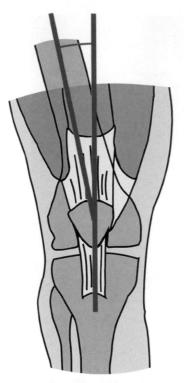

◘ Abb. 3.93 Q-Winkel durch Lateralisationswirkung des M. quadriceps. Ein Winkel >15° ist als pathologisch zu betrachten (Aus: Hefti 2009)

peratur, eine etwaige generalisierte Schwellung, eine parapatellare Schwellung, Seitenunterschiede sowie auf eine »tanzende Patella« geachtet.

Mit **Funktionstests** sind die Patellaverschieblichkeit mit Zeichen der schmerzhaften Abwehrhaltung, mögliche Krepitationen oder Schnappen bei Beugung und Streckung, eine sagittale Instabilität im Lachman-Test (fester oder kein Anschlag bei sagittalem Zug am Tibiakopf in 15° Kniebeugung) und das Schubladenzeichen zu prüfen.

Bildgebende Verfahren

Standard ist das Röntgenbild in zwei Ebenen. Spezielle Einstellungen sind:

- Patella-Defilee-Aufnahme in 30°, 60° und 90° Beugung (Patellasubluxation, femuropatellares Gleitlager)
- Aufnahme nach Frick (»notch view«; Hinterrand der Femurkondylen; Osteochondrosen)
- Varus-/Valgusstressaufnahmen (Kollateralbandinstabilitäten)

Das MRT dient der Evaluation von Knorpel, Meniskus, Kreuzband-OD, Synovialis. Die Szintigraphie gibt Auskunft über das Vorliegen von Osteomyelitiden, Tumorren sowie über den Heilungsgrad von Osteochondrosen.

Einen Algorithmus der Diagnostik und Therapie bei kindlichem Bein- oder Knieschmerz zeigt ◘ Abb. 3.94.

3.6.3 Extraartikuläre Knieschmerzen

◘ Tab. 3.18 gibt einen Überblick über häufige Ursachen des Knieschmerzes. Die prozentuale Verteilung häufiger arthroskopischer Diagnosen zeigt ◘ Abb. 3.95. Eine Übersicht über Osteochondrosen beim Kind gibt ◘ Abb. 3.96.

M. Osgood-Schlatter

Apophysitis bedingt durch Traktion im Rahmen repetitiver Mikrotraumen im Bereich der Tuberositas tibiae. Dieses Überbeanspruchungssyndrom ist bei pubertierenden Jugendlichen häufig. Belastungsschmerzen, Schwellung und Berührungsempfindlichkeit finden sich über der Tuberositas tibiae. Seitliche Röntgenkontrolle hilft zur Differenzierung gegenüber Tumoren und Osteomyelitiden. Bei moderaten Schmerzen ist die sportliche Belastungsreduktion Mittel der Wahl; bei starken Beschwerden gelegentlich Oberschenkeltutorschiene zur temporären Immobilisierung. Eine mögliche Sequestrierung eines kleinen Ossikels im distalen Patellasehnenansatz wird erst nach Ab-

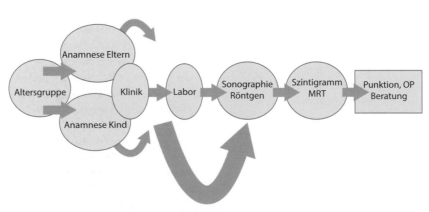

◘ Abb. 3.94 Handlungsalgorithmus beim kindlichem Bein- oder Knieschmerz

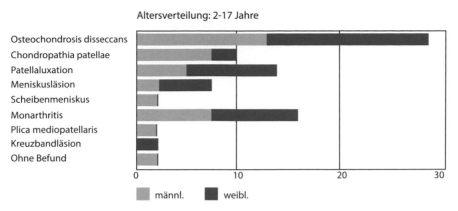

Altersverteilung: 2-17 Jahre

männl. weibl.

◻ **Abb. 3.95 Prozentuale Verteilung häufiger arthroskopischer Diagnosen (n=327). Nach Matussek et al. 1998)**

◻ **Tab. 3.18** Klassifikation häufiger Ursachen des Knieschmerzes

Ursache	Erkrankung	Anatomischer Ort des Schmerzes
Überbelastung	M. Osgood-Schlatter	Tuberositas tibiae
	M. Sinding-Larsen-Johansson	Distaler Patellapol
	Stressfraktur der proximalen Tibia	Proximale tibiale Metaphyse
	Osteochondrosis dissecans	Laterale Grenze des medialen Femurkondylus
	Innenbandschmerzsyndrom	Knieinnenband
Trauma	Außenmeniskusläsion (Adoleszenten)	Kniegelenkspalt
	Lat. Kniescheibenluxation, subchondrale Frakturen	Mediale parapatellare Kapsel, Hämarthros
Patellofemorale Dysplasie	Chondromalacia patellae, rezidivierende Patella-(sub-)Luxation	Medialer Patellarand
Schleimbeutelentzündung	Mechanische Überbeanspruchung	Präpatellar
	Mechanische Überbeanspruchung, Pes anserinus	Anteromediales proximales Tibiaplateau
Infektionen	Osteomyelitis, Gelenkempyem	Femorale und tibiale Metaphysen, Gelenk-synovialmembran
Tumor	Osteosarkom	Knienahe Metaphyse von Femur/Tibia
Reaktive Arthritiden	Lyme-Arthritis, rheumatoide Monarthritis	Gesamte Synovialmembran

schluss des Wachstums – wenn beim Knien problematisch – entfernt.

M. Sinding-Larsen-Johansson

Auch »Springerknie« genannt. Apophysitis bedingt durch Traktion im Bereich des distalen Patellapols bei meist männlichen Jugendlichen. Therapie ist die Belastungs-reduktion temporär für 3–12 Monate mit meist kompletter Remission.

Patella bipartita

Fehlende Verschmelzung von Verknöcherungszentren der Patella führen zu einer Patella bipartita oder tripartita. Die

separaten Ossikel sind mit dem Rest der Patella über fibrö-ses und/oder kartilaginäres Gewebe verbunden. Ein Trau-ma kann diese Verbindungen zerstören und zu schmerz-haften Ossikelbewegungen führen. In einigen Fällen kann eine Heilung allein durch Ruhigstellung erfolgen, in ande-ren bleibt eine chronische Schmerzhaftigkeit. Kleine schmerzhafte Ossikel können entfernt werden, größere sollten stabil mit Schrauben und/oder Spongiosaplastik refixiert werden.

Chronische Überlastungsfrakturen

Sie treten bei jüngeren Jugendlichen vornehmlich im Be-reich der proximalen Metaphyse, bei älteren auch distal

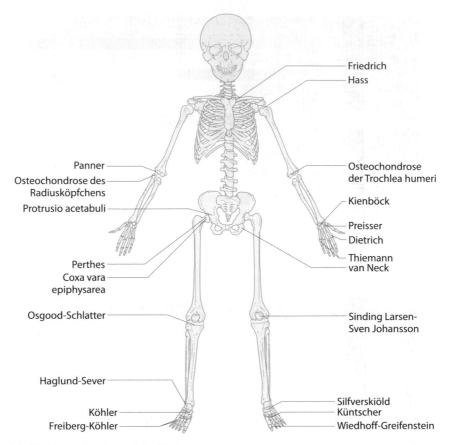

◻ Abb. 3.96 Übersicht über Osteochondrosen beim Kind

femoral metaphysär auf. Eine Anamnese repetitiver sportlicher Überlastung und lokaler Schmerzhaftigkeit ist häufig. Das Röntgenbild zeigt eine Knochenverdichtung im Sinne von Knochenneubildung, v. a. im Bereich der dorsalen Tibiametaphyse. Die differenzialdiagnostische Unterscheidung von bösartigen Knochentumoren gelingt durch Anamnese, Abwesenheit einer lokalen Gewebeschwellung, normale Entzündungsparameter und Schmerzreduktion durch Entlastung und Pausieren der Sportart. Gelegentlich sind bei unklarer Differenzierbarkeit gegenüber Tumoren allerdings ein MRT oder CT trotzdem notwendig.

3.6.4 Intraartikuläre Knieschmerzen

Osteochondrosis dissecans

- **Definition**

Die Osteochondrosis dissecans (OD) ist eine noch wenig verstandene Erkrankung der Verknöcherungszentren des distalen Femurs. Andere, seltenere Prädilektionsstellen sind der Ellenbogen (M. Panner) und die Talusrolle, noch seltener die Hüftkopfepiphyse (◻ Abb. 3.96). Ein Teil der Gelenkoberfläche erweicht und schert oder löst sich mit

der Knorpel- und unterliegenden Knochenschicht aus dem Verbund der Gelenkfläche heraus. Häufig betroffen sind Kinder zwischen 8 und 14 Jahren. Selten ist die OD ein Problem von Erwachsenen.

- **Ätiologie und Pathogenese**

Eine Kombination zweier Faktoren ist vermutlich die Ursache der Erkrankung:
- mechanische Scherkraftbelastung oder mechanische Überbelastung der Femurkondylenrolle durch Überaktivität
- unreifer Ossifikationsverlauf der Femurkondylenrolle mit verringerter Belastbarkeit

Der Einfluss jeder dieser Faktoren ist altersabhängig: Ein durch Sport bedingtes Trauma scheint eher beim Jugendlichen und jungen Erwachsenen von größerem Einfluss, während die Kombination von Verknöcherungsunreife und repetitiven Mikrotraumen bei jüngeren Kindern ursächlich sind.

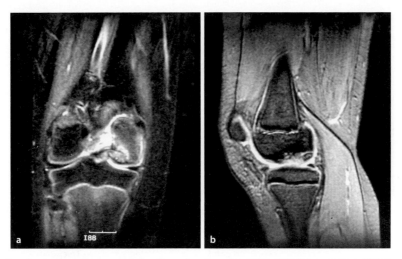

◼ Abb. 3.97a,b Osteochondrosis dissecans am medialen Femurkondylus Grad III im MRT (T2-gewichtet, STIR-Sequenz). **a** a.p., **b** seitlich

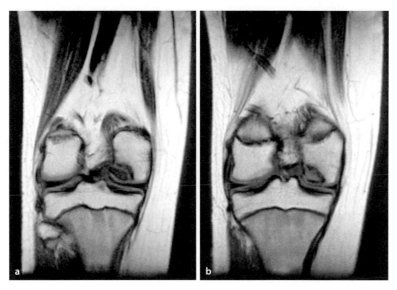

◼ Abb. 3.98a,b Osteochondrosis dissecans am medialen Femurkondylus Grad III im MRT (T1-gewichtet): Knorpeloberfläche noch intakt bei großem Herd subchondral. **a** a.p.-Projektion, **b** seitlich

■ **Klinik**

Die klinischen Erscheinungsformen besitzen eine hohe Varianz: Jüngere Kinder zeigen häufig asymptomatische radiologische Veränderungen im Sinne irregulärer Fragmentationszonen (Zufallsbefund) oder haben einfach nur einen vagen, dumpfen Schmerz nach stärkeren Aktivitäten. Ältere Kinder und Jugendliche präsentieren gelegentlich einen stärkeren Schmerz sowie Kniegelenkerguss bei Alltagsbelastung, aber auch Blockierungen oder Einrastphänomene, wenn sich das Dissekat ablöst und zum freien Gelenkkörper wird.

■ **Diagnostik**
■ ■ **Bildgebende Verfahren**

Röntgenbilder in 2 Ebenen zeigen eine irreguläre Fragmentation der Gelenkoberfläche (da der Gelenkknorpel im Röntgenbild nicht sichtbar ist, liegt die Fragmentation im subchondralen Knochenbereich). Diese ist meist sklerotisch verdichtet, kann aber auch osteopenisch sein, häufig im Bereich der lateralen Belastungszone des medialen Femurkondylus. Tangentiale Röntgenzusatzaufnahmen wie die Frick-Aufnahme (»notch view«) sind zur besseren Bewertung der Kondylenrollen notwendig. Röntgenaufnahmen der Gegenseite sind empfehlenswert, da eine OD gelegentlich durch eine beidseitig auftretende Ossifikationsvariante ohne pathologische Bedeutung imitiert werden kann.

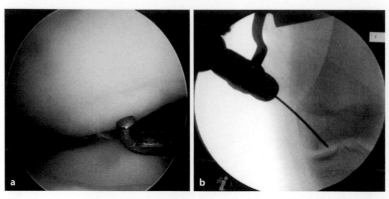

▪ **Abb. 3.99a,b Osteochondrosis dissecans am medialen Femurkondylus. a** Arthroskopischer Befund mit Demarkierung, **b** transarthroskopische Pridie-Bohrung retrograd

Die MRT ist besonders bei Jugendlichen sinnvoll, um zu differenzieren, ob nur der subchondrale Knochen betroffen ist oder auch schon eine Separation der darüberliegenden Knorpelfläche stattfindet. Ödeme im Verlauf der osteonekrotischen Vorgänge können in den STIR-Sequenzen gut dargestellt werden, ebenso subchondrale Skleroseareale.

▪ **Therapie**
Jüngere Kinder mit asymptomatischer Osteochondrose bedürfen keine Behandlung, da eine spontane Heilung zu erwarten ist.

Ältere Kinder im präpubertären Wachstumsschub mit Belastungsschmerz und/oder großen Läsionen im Röntgenbild erhalten ein MRT zur Knorpelbeurteilung. Ist er intakt und bestehen nur geringe subchondrale Sklerosierung erfolgt eine konservative Behandlung mit Entlastung und ggf. Tutorschienenruhigstellung für 6 Wochen. Ist der Knorpel intakt und starke subchondrale Sklerosierung liegt vor: arthroskopisch assistierte retrograde Herdanbohrung ohne Kontakt zur der Wachstumsfuge, danach 6 wöchige Entlastung und ggf. Tutorschienenruhigstellung. Tritt keine Besserung ein, ist ggf. eines der unten genannten Verfahren notwendig.

Pubertierende Jugendliche oder Jugendliche bei Wachstumsabschluss mit Belastungsschmerzen und/oder großen Herden im Röntgenbild erhalten ebenfalls ein MRT zur Knorpelbeurteilung. Bei intaktem Knorpel und nur geringer subchondraler Sklerosierung: konservative Behandlung mit Entlastung und ggf. auch Tutorschienenruhigstellung für 6 Wochen. Ist der Knorpel intakt, und es besteht eine starke subchondrale Sklerosierung: arthroskopisch assistierte retrograde Herdanbohrung distal der Wachstumsfuge (▪ Abb. 3.99, danach 6-wöchige Entlastung und ggf. Tutorschienenruhigstellung.

Wenn im MRT eine Knorpeloberflächendissekation beobachtet wird, sollte ein arthroskopisches Débridement durchgeführt werden, das eine Beurteilung des Dissekats nach sich zieht, um dieses entweder mit resorbierbaren Pins oder Minischrauben nach Anfrischung des Dissekatbetts zu refixieren oder bei erheblicher Zerstörung zu entfernen und dann durch Arthrotomie durch Auflage chondrogener Membranen (u. a. Chondrogide, Geistlich-Membran etc.) plastisch zu rekonstruieren. Die autologe Chondrozytentransplantation (ACT) findet in ausgewählten Fällen ebenfalls Anwendung. Komplette Entfernungen des Dissekats ohne Oberflächenrekonstruktion führen nur selten zu guten Resultaten, oft verbleibt ein Defekt mit der Gefahr der späteren Arthroseentstehung.

Meniskusläsionen

Meniskusläsionen sind seltene Verletzungen bei kleineren Kindern, nur bei angeborenen Scheibenmeniskusvarianten (lateral) treten sie häufiger auf. Häufiger bei älteren Jugendlichen bei adäquatem Trauma (▪ Abb. 3.95).

Der laterale Scheibenmeniskus ist anormal fixiert und dadurch häufig hypermobil, was zu Einklemmungen mit Blockierungen, Schnappphänomenen und Verlust der maximalen Kniestreckung führt. Schmerzhaftigkeit über dem Gelenkspalt. Die Diagnosestellung erfolgt meist durch MRT und/oder Arthroskopie.

> ❯ Eine Exzision des Außenmeniskus muss vermieden werden; eine Meniskoplastie zur Ruckführung des Scheibenmeniskus in eine weitgehend normale Form ist erstrebenswert.

Meniskusrisse bei älteren Jugendlichen gehen meist mit begleitenden Synovialmembranrissen und einem schmerzenden Hämarthros – seltener mit Rissen der Kreuzbänder – einher: Erstrebenswert ist auch hier eine Meniskusrekonstruktion im Rahmen der Arthroskopie. Kreuzbandverletzungen mit konsekutiven Instabilitäten sind – wachstumsfugenadaptiert – mit entsprechenden Techniken wie beim Erwachsenen zu rekonstruieren.

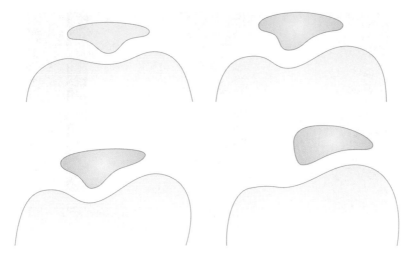

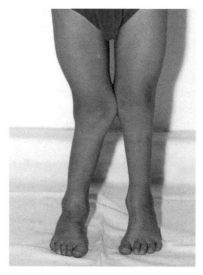

Abb. 3.100 Dysplasietypen des Femoropatellargelenks nach Wiberg als prädisponierender Faktor für eine Chondropathia patellae. Typ I ist normal, von Typ II–IV findet sich eine zunehmende Lateralisation der Patella mit Hypoplasie des medialen Patellaanteils. (Aus: Krämer u. Grifka 2007)

3.6.5 Patellaluxation

■ Ätiologie und Pathogenese

Das patellofemorale Gelenk ist naturgemäß instabil und erheblichen Belastungen ausgesetzt. Eine Imbalance der bei der Streckung des Knies wirksamen Kräfte führt zu asymmetrischen Bewegungen der Kniescheibe. Dies führt häufig zu Schmerzen und Deformitäten in diesem Bereich.

Als Ursache der (Sub-)Luxationen sind unreife Kniegelenkverhältnisse zu nennen. Einerseits sind kraniale Anteile des Gleitlagers (Condylus lateralis femoris) zu schwach ausgebildet, sodass die Patella in Knieextension nach lateral abgleitet. Bei gleichzeitiger Asymmetrie der Krafteinleitung des Streckapparats zugunsten des lateralen Anteils zeigt sich eine verstärkte Ausbildung der lateralen Patellagelenkfacette mit weitgehender Hypoplasie der medialen Facette. Häufig zu beobachten ist eine Hypoplasie des medialen Reservestreckapparats (M. vastus medialis). Die laterale Facette hat typischerweise ein innigeres Verhältnis mit der lateralen Wand des femoralen Gleitlagers und überragt diese bei maximaler Kniestreckung nach lateral.

■ Klassifikation

Die Einteilung der Patelladysplasie erfolgt nach der Klassifikation nach Wiberg. Vier Typen werden unterschieden; die sog. »Jägerhutpatella« ist ein Ausdruck der maximalen Diskrepanz von lateral zu medial (■ Abb. 3.100).

■ Diagnostik

Röntgenologisch sind Patella-Defilee-Aufnahmen in 30°, 60° und 90° Beugung sinnvoll, die sowohl Lateralisationstendenzen der Patella als auch Missverhältnisse bezüglich der Patellafacetten darstellen.

Abb. 3.101 Angeborene Kniescheibenluxation rechts bei valgischer Achsenfehlbildung bei einem 5-jährigen Jungen

■ Therapie

Die Therapie richtet sich nach der klinischen Form.

Angeborene Kniescheibenluxation Seltene Problematik mit sich rasch entwickelnder Flexionsvalguskontraktur im Kniebereich. Ein frühes operatives Eingreifen ist das Mittel der Wahl (■ Abb. 3.101 u. ■ Abb. 3.102).

Patella(sub)luxation im Kindesalter Die habituelle Patella(sub)luxation hat ihre Ursache in einer knöchernen patellaren und kondylären Unreife (Dysplasie) mit Kontrakturen im Funktionsbereich des M. vastus lateralis. Dies

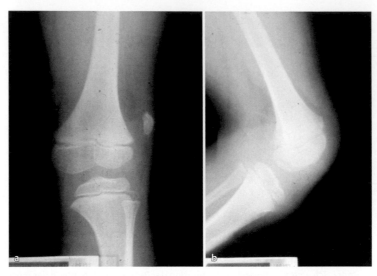

◘ **Abb. 3.102a,b** Angeborene Patellaluxation im Röntgenbild. **a** Im a.p.-Strahlengang, **b** seitlich

führt zu Lateralisationen der Kniescheibe bei allen Beuge-bewegungen. Minimalere Verfahren im Sinne einer latera-len Retinakulumsspaltung im Rahmen einer Arthroskopie sind mit höheren Rezidivraten verbunden als offene Ver-fahren, die unter Schonung der Wachstumsfugen einen Transfer der lateralen Hälfte des Patellasehnenbands nach medial zusammen mit einer Spaltung des lateralen Retin-akulums vorsehen (Operation nach Goldthwait, ◘ Abb. 3.103; Operation nach Ali-Krogius und Roux-Hauser). Die Rezidivrate ist auch hier etwas höher, als bei knöchernen Operationen am ausgewachsenen Skelett.

Patella(sub)luxation bei Jugendlichen Rezidivierende Patella(sub)luxationen (◘ Abb. 3.104) entstehen entweder spontan oder als Folge eines Anprall- oder Verdrehtrau-mas (z. B. bei am Boden fixiertem Unterschenkel dreht sich der Oberschenkel nach innen bei gestrecktem Knie). Traumatische Luxationen sind häufig assoziiert mit osteo-chondralen Abscherfrakturen: Ein ausgeprägter Hämar-thros sollte arthroskopisch abgeklärt werden. Gut repo-nierbare Fragmente sollten durch Miniarthrotomie refi-xiert werden.

3.6.6 Chondromalacia patellae

■ **Ätiologie und Pathogenese**
Die Chondromalacia patellae ist die häufigste patellofemo-rale Erkrankung, die sich häufig zu Beginn der Pubertät in Form des vorderen Knieschmerzes äußert. Schnelle Wachstumsphasen mit starkem Längenwachstum von Fe-mur und Tibia kommen mit nicht hebelgerechtem und dysproportionalem Muskelwachstum (M. quadriceps) zu-sammen. Ursache ist auch hier eine Dysbalance des Knie-streckapparats mit Lateralisierung der Patella und erweich-tem Knorpel der medialen Kniescheibenfacette

Begünstigend wirken generalisierte Gelenklaxität, Ti-biaaußentorsion, Genu valgum, Hypoplasie des M. vastus medialis, limitierte Patellaverschieblichkeit nach innen und anormale Patellaführung.

■ **Diagnostik**
Heftige Reaktion bei Druck der Patella nach lateral (Fair-bank-Zeichen). Die Patellaführung wird am sitzenden Kind bei langsamer Kniestreckung aus der Beugung heraus beobachtet: Pathologisch ist die sog. J-Kurve mit zuneh-mender Lateralisation der Patella nahe der maximalen Streckung. Durch das Zohlen-Zeichen wird eine Mehrbe-lastung provoziert, indem der Patient aufgefordert wird, den M. quadriceps anzuspannen, wobei der Untersucher suprakondylär mit der Hand einen vermehrten Anpress-druck der Patella zum Gleitlager provoziert.

■ **Therapie**
Grundsätzlich sind ein isometrisches M.-quadriceps-Trai-ning, Dehnübungen des M. quadriceps, die Vermeidung schmerzauslösender Aktivitäten und (gelegentlich) Gabe von NSAR notwendig.

Bei Kindern und Jugendlichen mit nur einem oder we-nigen asymptomatischen (Sub-)Luxationsereignissen zu-nächst 3 Monate isometrisches Quadrizepstraining (abge-sehen von Luxationen in Verbindung mit osteochondralen Verletzungen, die spezifische Operationen erfordern). Bei persistierender Instabilität ist eine Balancierung des Streckapparates notwendig: Beim kleineren Kind besteht diese in einer seitlichen arthroskopischen Spaltung des Re-

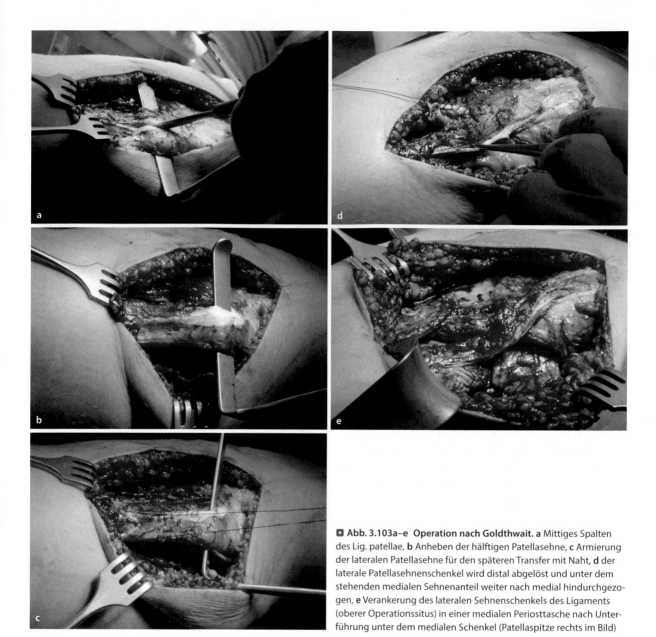

☐ **Abb. 3.103a–e Operation nach Goldthwait. a** Mittiges Spalten des Lig. patellae, **b** Anheben der hälftigen Patellasehne, **c** Armierung der lateralen Patellasehne für den späteren Transfer mit Naht, **d** der laterale Patellasehnenschenkel wird distal abgelöst und unter dem stehenden medialen Sehnenanteil weiter nach medial hindurchgezogen, **e** Verankerung des lateralen Sehnenschenkels des Ligaments (oberer Operationssitus) in einer medialen Periosttasche nach Unterführung unter dem medialen Schenkel (Patellaspitze rechts im Bild)

servestreckapparats (laterale Retinakulumspaltung) und einer medialen Kapseldoppelung. Postoperativ ist für 3 Monate eine patellazügelnde Bandage zu tragen

Beim Jugendlichen vor Abschluss der Skelettreife wird ein offener hälftiger Transfer der Patellasehne empfohlen (Operation nach Goldthwait-Hauser, ☐ Abb. 3.103) in Kombination mit der lateralen Retinakulumspaltung und gelegentlich (bei deutlicher M.-vastus-medialis-Schwäche) einer Distalisierung des Muskelansatzes (Operation nach Insall), seltener bei hartnäckigen Rezidiven ein Transfer der M.-semitendinosus-Sehne auf die mediale Paella.

Bei Jugendlichen nach Wachstumsabschluss mit Therapieresistenz ist auf jeden Fall eine radikale Verbesserung des Q-Winkels anzustreben: Sei es durch eine knöcherne Tuberositas-tibiae-Schwenkung nach medial (Operation nach Elmslie-Trillat; Operation nach Roux-Hauser in Kombination mit Weichteilmaßnahmen) oder bei pathologischem Genu valgum eine distal-femorale (»suprakondyläre«) varisierende Umstellungsosteotomie.

3.6.7 Poplitealzysten

Auch als Semimembranosuszyste oder Gastroknemiuszyste und fälschlicherweise auch als »Baker-Zyste« bezeichnet.

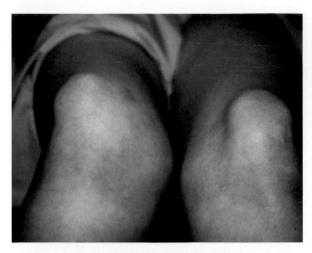

◧ Abb. 3.104 Rezidivierende Patellaluxation rechts bei einem 14-jährigen Mädchen

Es handelt sich um Störungen der Synovialmembran im Bereich von Sehneninsertionen, meist des Sehnenansatzes des M. semimembranosus oder des medialen Gastrocnemiuskopfes. Selten nur sind Gelenkinnenraumverbindungen beschrieben, dementsprechend liegen selten intraartikuläre Veränderungen vor.

Klinisch imponieren Poplitealzysten durch prallelastische schmerzfreie Vorwölbungen der medialen Kniekehle. Die sonographische Bildgebung ist diagnosesichernd und differenziert von anderen Kniekehlenprozessen; Aspirationen der Zyste sind nur in Ausnahmefällen notwendig.

> **❯** Zysten ohne Klinik und Funktionseinschränkung werden nur beobachtet und bilden sich meist zurück. Bei großen schmerzhaften Zysten mit Flexionseinschränkung wird eine operative Entfernung empfohlen.

3.6.8 Unterschenkelverkrümmungen im Kleinkindesalter

Laterale Tibiaverkrümmung (Tibia vara) Symmetrische milde Variation des Normalen mit guter Selbstheilungspotenz, falls nicht assoziiert mit anderen systemischen Problemen (z. B. Rachitis, Mukopolysacharidose). Zunächst Beruhigung der Eltern. Im Rahmen von Verlaufskontrollen wird die Entwicklung beobachtet.

Vordere Tibiaverkrümmung (Tibia antecurvata) Häufig assoziiert mit longitudinalen Defekten der Fibula. Ein Grübchen formt sich am Apex der Verkrümmung. Beinverkürzungen sind das Hauptproblem.

Hintere mediale Tibiaverkrümmung (Tibia recurvata et valga) Seltene Veränderung, häufig assoziiert mit Hackenfuß und Beinverkürzung. Ursache sind meist intrauterine Fehllagen. Die Therapie ist konservativ; gelegentlich Schienenversorgung.

Vordere laterale Tibiaverkrümmung (Tibia antecurvata et vara) Ernste Form der Schienenbeinverbiegung. Spontane Zunahmen der Verkrümmung sind möglich, ebenso Spontanfrakturen am Verkrümmungsgipfel. Zunächst sollte diese Veränderung mit einer Schutzorthese versorgt werden, um das pathologische Wachstum zu lenken und Frakturen zu vermeiden. Gelegentlich sind bei stärksten Verkrümmungen auch Korrekturosteotomien erforderlich (◧ Abb. 3.105 u. ◧ Abb. 3.106).

3.6.9 Tibiapseudarthrose

Intrauterine oder postpartale Fraktur, die häufig aus einer Tibia antecurvata et vara hervorgeht (◧ Abb. 3.107) und gelegentlich mit Neurofibromatose (50%) assoziiert ist. Die Pseudarthrose entsteht meist am distalen Ende der Tibiadiaphyse (◧ Abb. 3.108). Als Behandlungsoptionen ergeben sich folgende Strategien:

- reine Orthesen und Orthoprothesenversorgung (prinzipiell jedes Alter)
- zunächst intramedulläre Nagelfixierung und kortikospongiöse Plastik nach Pseudarthrosenexzision (2.–6. Lebensjahr)
- vaskularisiertes Fibulatransplantat von der Unterschenkelgegenseite und Schraubenosteosynthese bzw. Anlage eines Ilizarov-Ringfixateurs (4.–8. Lebensjahr)
- Pseudarthrosenresektion und Segmenttransport mit Ilizarov-Ringfixateur (6.–14. Lebensjahr)

Bei Misserfolg der genannten Strategien steht in Ausnahmefällen die Unterschenkelamputation als Möglichkeit offen (prinzipiell jedes Alter).

Klassifikation der Tibiapseudarthrose nach Crawford (1986)

- Typ I: nur Antekurvation
- Typ II: Antekurvation, Varus und Sklerose
- Typ III: zusätzlich zystische Einschlüsse
- Typ IV: dysplastisch

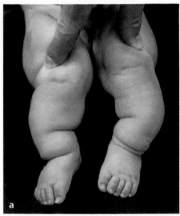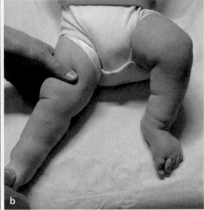

◘ **Abb. 3.105a,b** Tibia vara et antetorta bei einem 6 Monate alten Säugling. **a** Klinisches Bild, **b** postoperativ nach Korrekturosteotomie (nach 15 Monaten)

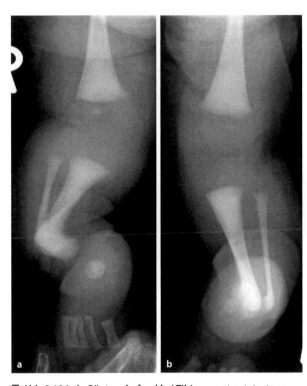

◘ **Abb. 3.106a,b** Röntgenbefund bei Tibia vara et antetorta vor Korrekturosteotomie bei einem 6 Monate alten Säugling. **a** Rechts, **b** links mit erheblicher Unterschenkelverbiegung

3.7 Fuß

Probleme und Veränderungen im Fußbereich gehören zu den häufigsten orthopädischen Fragestellungen im Wachstumsalter. Die medizinische Nomenklatur verwendet häufig die Terminologie der Veränderungen von Gelenkbewegungen des Sprunggelenks und Fußes zur Beschreibung der Erkrankung (◘ Tab. 3.19).

3.7.1 Differenzialdiagnose kindlicher Fußschmerz

Mögliche dem kindlichen Fußschmerz zugrunde liegende Erkrankungen und Verletzungen sind in ◘ Tab. 3.20 aufgeführt.

3.7.2 Zehendeformitäten

◘ Tab. 3.21 zeigt typische Zehendeformitäten im Säuglings- und Kindesalter.

3.7.3 Vorfußdeformitäten

◘ Tab. 3.22 zeigt eine Zusammenfassung häufiger Vorfußdeformitäten sowie der entsprechenden Therapieoptionen.

3.7.4 Kongenitaler Klumpfuß

▪ **Synonyme**
Pes equinovarus-adductus-supinatus (et excavatus)

▪ **Definition**
Der angeborene Klumpfuß stellt die zweithäufigste Skelettfehlbildung dar und kann in schweren Fällen limitierend für Beruf, Sport und Freizeitaktivitäten sein (◘ Abb. 3.109). Fehlstellungen der Gelenke und Fehlformen der Knochen, induziert durch persistierende Fehlstellung, führen unbehandelt immer zu pathologischen Belastungen. Dabei können Arthrosen des unteren und/oder oberen Sprunggelenks schon in der zweiten oder dritten Lebensdekade auftreten und Arthrodesen notwendig werden, was frühzeitig im Berufsleben des Betroffenen sozialmedizinisch

3

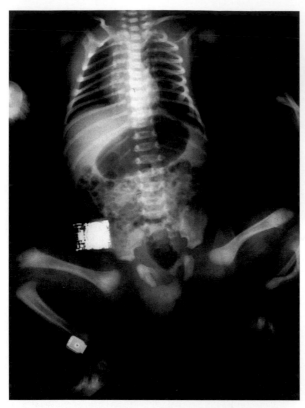

◨ **Abb. 3.107 M. Recklinghausen: Tibiapseudarthrose Typ II links mit Tibia vara et antecurvata bei einem 9 Monate alten Säugling**

◨ **Tab. 3.19** Nomenklatur für normale Gelenkbeweglichkeit und Deformitäten im Fußbereich

Anatomische Region	Normale Bewegungsrichtung	Deformität/Erkrankung
Sprunggelenk	Plantarflexion	Spitzfuß (Pes equinus)
	Dorsalextension	Hackenfuß (Pes calcaneovalgus)
Subtalargelenk	Inversion (Varosupination)	Fersenvarus, Inversionskontraktur
	Eversion (Valgopronation)	Fersenvalgus, Eversionskontraktur
Tarsometatarsalgelenk	Adduktion	Sichelfuß, Metatarsus adductus
	Abduktion	Pes abductus
	Plantarflexion	Pes cavus
	Dorsalextension	Schaukelfuß, Tintenlöscherfuß
	Pronation	Pronationskontraktur
	Supination	Supinationskontraktur
Hallux	Abduktion	Hallux varus
	Adduktion	Hallux valgus
	Flexion	Beugekontraktur
	Extension	Extensionskontraktur
Zehen	Flexion	Flexionskontraktur
	Beugung	Extensionskontraktur

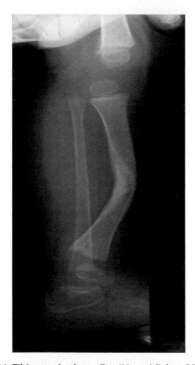

◨ **Abb. 3.108 Tibiapseudarthrose Typ II im seitlichen Röntgenbild**

(Berentung) relevant werden kann. Eine konsequente konservative, ggf. auch operative Korrektur der Fehlstellung kann den Verlauf wesentlich begünstigen.

Beim kongenitalen Klumpfuß (primär idiopathischer Klumpfuß) handelt es sich um eine komplexe Fehlstellung im Talokalkaneargelenk, Talonavikulargelenk und Kalkaneokuboidalgelenk (»subtalarer Gelenkkomplex«) mit Kontrakturen der Gelenkkapseln und Sehnenverkürzungen unterschiedlicher Ausprägung. In Analogie zur kongenitalen, sich entwickelnden Hüftluxation des Neugeborenen mit Hüftdysplasie spricht man beim Klumpfuß von einer Luxatio pedis im Chopart-Gelenk. Der Taluskopf luxiert nach lateral aus dem »Pfannenband-Komplex« (Os naviculare und seine Kapselbandverbindungen: Acetabulum pedis) heraus, während das Os naviculare mitsamt dem Mittelfuß nach medial und kranial wandert.

Klumpfüße treten auch bei einer Reihe von neuromuskulären Erkrankungen wie Spina bifida (◨ Abb. 3.110), Sakraldysgenesie oder -agenesie, infantile Zerebralparese (◨ Abb. 3.111), Muskeldystrophie, Arthrogryposis multiplex congenita (◨ Abb. 3.112) u. a. auf.

◩ **Tab. 3.20** Ursachen des kindlichen Fußschmerzes nach Kategorien

Kategorie	Erkrankung
Trauma	– Frakturen – Verstauchungen – Weichteilverletzungen – Überlastungs-(Marsch-)Frakturen
Osteochondrosen	– M. Köhler I (Os naviculare) – M. Köhler II (M. Freiberg) (Metatarsale-Köpfchen II) – M. Sever (Apophysitis calcanii)
Tarsale Koalitionen	– Kalkaneonavikulare Koalition – talokalkaneare Koalition
Infektionen	– Sohlenstichverletzungen – eingewachsener Zehennagel – Osteomyelitis – Gelenkempyem
Tumoren	– Sehnenscheidenganglion – Osteochondrom – Hämangiom u. a.
Deformitäten	– Großzehenballen – Überbeine – Metatarsalgie
Funktionelle Erkrankungen	– Tarsaltunnelsyndrom – Reflexdystrophie – reflektorische Fehlstellung nach Trauma
Syndesmoseninsertionsligamentopathie	– Akzessorische Ossikel (Os naviculare etc.)

◩ **Tab. 3.21** Typische Zehendeformitäten im Säuglings- und Kindesalter

Kategorie	Kommentar
Polydaktylie	Häufig bei Mädchen; Exzision der überzähligen Zehen im ersten Lebensjahr; Ziel ist die normale Fußkontur
Mikrodaktylie	Häufig assoziiert mit intrauteriner Hypotension und Minderdurchblutung der Zehen; keine Therapie
Syndaktylie	Unproblematisch und ohne Funktionsstörung; gelegentlich Operation aus kosmetischen Gründen
Fehlbildungen (longitudinal/transversal)	Angeborene Fehlbildungen mit Verlust von Zehenstrahlen oder Doppelungen ganzer Fußteile
Lockenzehen	Dig. ped. III/IV; häufig und harmlos; Abwarten bis zum Ende des 3. Lebensjahres; bei Nagelproblemen Beugesehnentenotomie plantar
Digitus supraductus	Häufig und bilateral (Dig. ped. V); bei Schuhproblemen Weichteiloperation, ggf. mit partieller Syndaktylierung mit Dig. ped. IV
Klauenzehen	Assoziiert mit Ballenhohlfuß; Therapie auch der Grunderkrankung (meist chirurgisch)
Hammerzehen	Familiär und Folge einer fixierten Beugekontraktur (Dig. ped. II); bei Schuhproblemen DIP-Arthrodese

◩ **Tab. 3.22** Häufige Vorfußdeformitäten: Ätiologie und Therapieoptionen

Typ	Ätiologie	Kommentar	Therapie
Metatarsus adductus (Sichelfuß)	Lagedeformität in der späten Schwangerschaft	90% verschwinden spontan, 10% Therapie	Lagerungsoberschenkelgips in Überkorrekturstellung
Metatarsus primus varus, Hallux valgus	Intrauterine Lageanomalie?	Häufig rigide	Lagerungsgips, später basisnahe Dom-Osteotomie MT I
Hallux rigidus	Degeneration	Bewegungseinschränkung, dorsaler Ballen	Cheilektomie, Arthrodese
Spreizfuß	Übergewicht, familiär, belastungsbedingt	Bilateral, kosmetische und Schuhpassprobleme	Vorfußverschmälerung durch metatarsale Osteotomien
Klauenfuß	Autosomal dominant vererbt	Selten, bilateral	Osteotomien und Syndaktylierung
Serpentinenfuß	Familiär, Bandlaxität, Folge einer Klumpfußoperation	Rückfußvalgus, Mittelfußabduktion, Vorfußadduktion und Supination	Behandlung schwierig, z. B. Operation nach Evans(Kalkaneusverlängerung) kombiniert mit Verlängerung der medialen Adduktoren

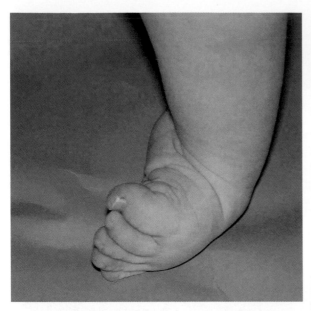

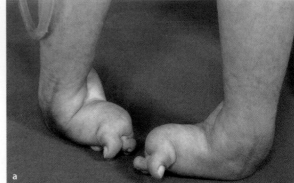

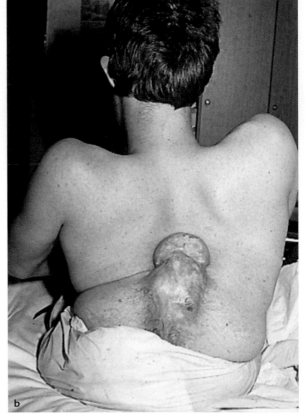

Abb. 3.109 Angeborener Klumpfuß Typ IV nach Dimeglio mit Fersenvarus, Supinationsstellung, Vorfußadduktionsstellung und Achillessehenverkürzung mit Spitzfuß

Ätiologie und Pathogenese

Diskutiert werden genetische Defekte, embryonale Defekte, temporäre Wachstums- oder Entwicklungsverzögerungen, mechanische Störung der Fußentwicklung in der Embryonalperiode, primärer neurogener Defekt, Primärdefekte in der Muskulatur (Muskelanomalien, Dysproportion der Typ-I- und Typ-II-Fasern). Die intrauterine Lageanomalie ist ein weiterer Einflussfaktor.

Es kommt zu Fehlwachstum der Knochen bei Störung der enchondralen Ossifikation, Pathologie der Ossifikationszentren, Kontrakturen im unteren Sprunggelenkkomplex mit (primären und/oder sekundären) Sehnenverkürzungen, Dysmorphie von Kalkaneus, Talus, Os naviculare und bei persistierender Fehlstellung des Os cuboideum, der Ossa cuneiformia, aber auch der Metatarsalknochen. Kontrakturen durch massive (relative) Verdickung der Kapsel-Band-Strukturen und Sehnenverkürzungen.

Abb. 3.110a,b Schwerer neuromuskulärer Klumpfuß beidseits bei einem 12-jährigen Jungen mit Spina bifida mit Menigomyelozele (Th12), Skoliose und Gehunfähigkeit

Kongenitaler Klumpfuß
- Kleiner Talus mit Hauptachse nach lateral stehend, mit kurzem Hals und Kopf, der nach medial und plantar verdreht ist
- Os naviculare mit medialseitiger Artikulation am Taluskopf und ggf. am Innenknöchel
- Talus und Kalkaneus sind parallel in allen 3 Ebenen
- gesamter Mittelfuß nach innen subluxiert (Luxation im sog. Acetabulum pedis)
▼

- Sprunggelenk: Talus in Spitzfußposition, artikuliert nur mit dem rückwärtigen Teil
- unteres Sprunggelenk: Kalkaneuslängsachse varisch und in Bezug auf Talus und Bimalleolarachse nach lateral rotiert
- Talonavikulargelenk: Os naviculare medialisiert bis zum Mallelus medialis, das Lig. deltoideum ist verkürzt

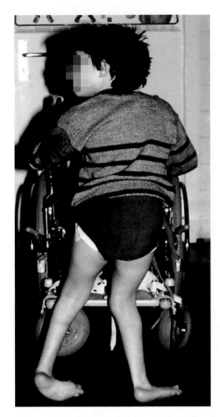

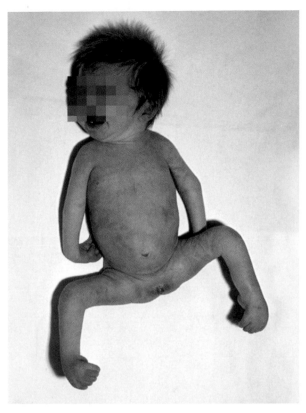

◘ Abb. 3.111 Spastischer Klumpfuß links und Plattfuß rechts bei einem 7-jährigen Junge mit infantiler Tetraparese (»Windschlagphänomen«)

◘ Abb. 3.112 Klumpfuß beidseits bei einem 6 Monate alten Säugling mit Arthrogryposis multiplex congenita

Beim neuromuskulären Klumpfuß liegt der Deformität ein Muskelungleichgewicht zugrunde. Es überwiegen die Supinatoren (M. tibialis posterior et anterior) und die Flexoren (M. triceps surae, Zehenflexoren). Schlaffe und spastische Lähmungen sowie Muskelerkrankungen sind zu beachten.

▪ Klassifikation

Zur Kontrolle der Effektivität verschiedener Behandlungsformen muss der Neugeborenenklumpfuß klassifiziert werden. Für den klinischen Alltag und eine wissenschaftliche Vergleichbarkeit der Befunde und Therapieergebnisse hat sich die Klassifikation nach Dimeglio (1995) bewährt. Dabei ist der Grad der Reponierbarkeit der Deformität wichtiger als die Deformität selbst (◘ Abb. 3.113):

- Typ I – weich (soft-soft): 3%
    - habitueller oder residueller Klumpfuß
    - gute manuelle Reponierbarkeit
    - Gips/Tape und manuelle Therapie
    - keine Operation
- Typ II – weich-steif (soft-stiff): 30%
    - Reponierbarkeit der horizontalen und sagittalen Deformität >50%
    - Korrigierbarkeit der Fersenvarusdeformität <20%

- normalerweise gutes Ansprechen auf konservative Behandlung; allerdings ab 8./9. Monat möglicherweise Restdeformität, es sei denn, die konservative Behandlung wird bis zum Gehalter ausgedehnt (Ponseti-Methode)
    - chirurgische Überkorrektur häufig möglich
- Typ III – steif-weich (stiff-soft): 61%
    - Reponierbarkeit der horizontalen und sagittalen Deformität <50%
    - zeigt bei Manipulation Resistenz trotz partieller Reponierbarkeit
    - trotz guter konservativer Vorbehandlung (Ponseti/Imhäuser) gelegentlich Operationsindikation (meist kleine Eingriffe: Achillessehnenverlängerung)
- Typ IV – steif (stiff-stiff): 9%
    - kurzer und steifer Fuß
    - Reponierbarkeit der horizontalen und sagittalen Deformität <20%
    - schwerer Spitzfuß und Fersenvarus >45°
    - Arthrogrypose-ähnlich; wenn einseitig ggf. Neuropathologie
    - konservative Behandlung selten erfolgreich
    - hohe Rezidivquote (auch nach Operation 40%)

3

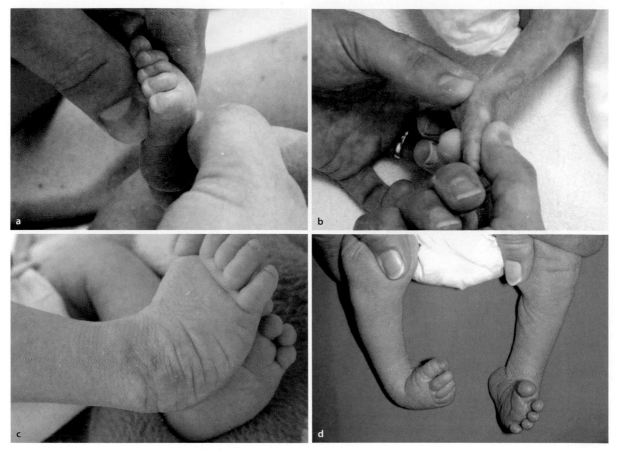

◘ Abb. 3.113a–d **Klassifikation nach Dimeglio. a** Weich (soft-soft), **b** weich-steif (soft-stiff), **c** steif-weich (stiff-soft), **d** steif (stiff-stiff)

- **Diagnostik**
- ▪▪ **Anamnese**

Fremdanamnese: Es interessieren Daten zur Schwangerschaft (Lage, Fruchtwassermenge, Erstgeburt, Mehrlingsgeburt) sowie zur Geburt (Zeitpunkt, Verlauf, Sectio, Komplikationen).

Spezielle Anamnese: Es sind Untersuchungsdaten zur Untersuchung von Fehlbildungen und -stellungen von Fuß, Knie, Hüfte, Wirbelsäule zu erfragen, des Weiteren Informationen über eine vorherige konservative oder operative Behandlung, eine begleitende Fußdeformität der Gegenseite (z. B. Talus verticalis), Allgemein- und Grunderkrankungen (z. B. Arthrogryposis multiplex congenita, Spina bifida). Dazu wird in der Familienanamnese nach Klumpfuß bei Eltern, Geschwistern oder entfernten Verwandten gefragt.

> ❯ Wichtig ist die Abgrenzung zur häufigen Klumpfußhaltung, die in der Regel keiner operativen Behandlung bedarf.

- ▪▪ **Klinische Untersuchung**
- ▬ Spontanhaltung des Fußes
- ▬ Knie-Fuß-Achse und Rotationsfehlstellung des Fußes in der Knöchelgabel (Drehung des Fußes nach innen, während die OSG-Gabel nach lateral rotiert)
- ▬ Bewegungsumfang, passive Redressierbarkeit und Beweglichkeit in den einzelnen Gelenken
- ▬ Bein- und Fußlängen und Trophik, Hinweise auf Muskelatrophie (Wade)
- ▬ Besonderheiten der Haut (Hautgrübchen am medialen Fußrand)
- ▬ Gegenseite und benachbarte Gelenken
- ▬ Durchblutung, Motorik und Sensibilität

- ▪▪ **Bildgebende Verfahren**

Postpartal wird die Diagnose nach dem klinischen Befund gestellt. Röntgenaufnahmen sind in den ersten 3 Monaten in der Regel nicht relevant. Nach dem 3. Lebensmonat: Immer beide Füße a.p. und streng seitlich, möglichst mit einer Gegendruckplatte an der Fußsohle (Simons 1977). Im Einzelfall, insbesondere bei komplexen Fehlbildungen ist eine Doppler-Sonographie der Blutgefäße angezeigt.

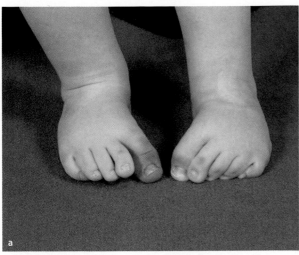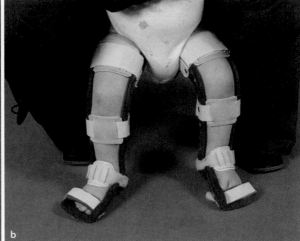

Abb. 3.114a,b Metatarsus adductus beidseits bei einem 23 Monate alten Kleinkind (residueller Klumpfuß Typ I nach Dimeglio). a Ausgangssituation nach initialer Gipsredression, **b** nach Versorgung mit einer Oberschenkelorthese

■ **Differenzialdiagnose**

Häufige Differenzialdiagnosen sind:
━ Klumpfußhaltung
━ neurogener Klumpfuß
━ Sichelfuß/Metatarsus adductus (varus) (**◘** Abb. 3.114)
━ 4   Kletterfuß/Pes supinatus

■ **Therapie**

Sofortige Behandlung ist eine wichtige Voraussetzung zum Erreichen der Therapieziele. Im Einzelnen sind dies:
━ Reposition des subtalaren Gelenkkomplexes
━ Dehnung der medialen Fußsäule
━ korrekte anatomische Achsenverhältnisse
━ muskuläres Gleichgewicht
━ frei beweglicher Fuß mit normaler Stellung und Belastbarkeit vor dem Laufbeginn

■■ **Konservative Therapie**

Beratung Aufklärung über die Erkrankung, den natürlichen Verlauf und die Beeinflussbarkeit durch konservative und/oder operative Therapie. Die Beratung ist individuell zu gestalten und umfasst u. a.: spezielle Lagerung, Beobachtung und Kontrolle der Zehendurchblutung und -beweglichkeit bei Gipsbehandlung. Anwendung erlernter Übungen neurophysiologischer Krankengymnastik.

Redressionsbehandlung Für die manuelle Redressionsbehandlung ist eine für Kind und Mutter ruhige Athmosphäre zu schaffen. Vor der Anlage des Retentionsverbands (aus Gips oder Softcast) ist der Fuß schrittweise und sanft zu dehnen. Empfohlen wird das Einölen mit adäquaten Substanzen, damit es bei der Redression nicht zu Hautreibeschäden kommt.

Neben der in Mitteleuropa früher weit verbreiteten Technik der Redression nach Imhäuser (1984) setzt sich die noch schonendere Redressionsmethode nach Ponseti (1992) schrittweise durch. Dem Arzt und Therapeuten muss klar sein, dass den verkürzten Sehnen- und Kapselstrukturen des Neugeborenenklumpfußes sehr weiche intraartikuläre Knorpelverhältnisse, besonders zwischen Tibia- und Talusgelenkfläche, aber auch zwischen Talus und Os naviculare, gegenüberstehen.

Rabiate und mit hohen Drücken einhergehende Manipulationen sind zu vermeiden, da es hierdurch regelmäßig zu nekrosebedingten Wachstumsstörungen besonders des Talusdoms (»flat-top-talus«) kommt.

 Cave

Fehler in der manuellen Redression können zu lebenslangen schweren Bewegungsstörungen in den großen Fußgelenken, besonders den Sprunggelenken, führen.

Für die erfolgreiche Redressionsbehandlung ist insbesondere zu berücksichtigen (**◘** Abb. 3.115):
━ Sofortbehandlung postpartal
━ Rückenlage des Kindes und Greifen des Fußes: mit Daumen und Zeigefinger der einen Hand an der Ferse (Daumen gibt Druck von lateral auf den tastbaren Taluskopf, Zeigefinger hält von medial die Ferse nach lateral), mit Daumen und Zeigefinger der anderen Hand im Vorfußbereich unter Zugausübung auf die mediale Fußsäule.
━ Keinesfalls versuchen, primär den Vorfuß in Richtung Dorsalextension zu redressieren, um einen »Tintenlöscherfuß« zu vermeiden!
━ Graduelle Redression zunächst mit Dehnung der medialen Fußsäule, dann schrittweiser subtalarer

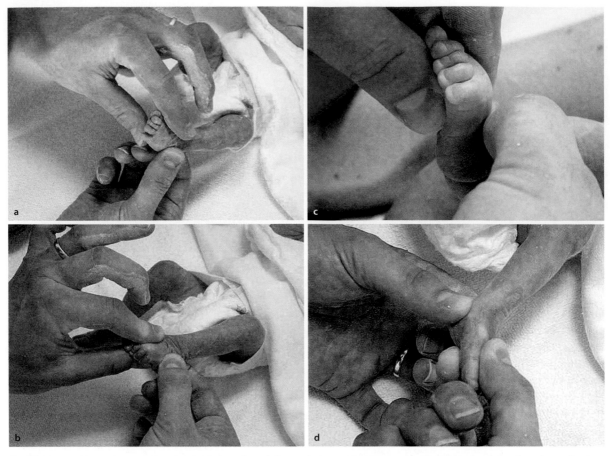

◧ **Abb. 3.115a–d　Vorsichtige Redression des linken Klumpfußes nach Ponseti/Imhäuser. a** Tasten des Taluskopfes am lateralen Fußrücken, Dehnung des medialen Fußrands, **b, c** Dehnung des medialen Fußrands durch Längszug am ersten Strahl, **d** der Spitzfuß wird durch Zug an der Ferse nach kaudal gedehnt

Reposition in Spitzfußstellung, nach 2–3 Wochen erst Beginn der Korrektur des Spitzfußes durch Kaudalmassage der Ferse (Cave: Zu starker Kranialdruck des Vorfußes! ◧ Abb. 3.116).

— Stets nach Redression im Oberschenkelretentionsverband halten (◧ Abb. 3.117): Gipsverband (besser modellierbar) oder Softcast (von den Eltern ohne Säge entfernbar).

— Es erfolgen mehrere Redressionen in den ersten 2 Lebenswochen, später wöchentlich.

— Es ist günstig, die Eltern im wöchentlichen Rhythmus den Retentionsverband entfernen zu lassen (Softcast), Hautpflege zu betreiben, Krankengymnastik (z. B. nach Zukunft-Huber) durchzuführen, um erst dann erneut zu redressieren und zu retinieren.

— Weitere Redressionen in Abhängigkeit vom Verlauf und Röntgenbefund nach dem 3. Lebensmonat.

Physikalische Therapie　In Ergänzung zur Redression ist Krankengymnastik auf neurophysiologischer Grundlage

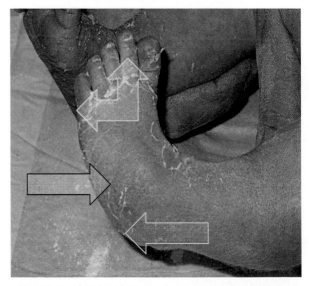

◧ **Abb. 3.116　Manuelle Vorbereitung der redressierenden Gips-behandlung: theoretische Traktionsvektoren vor Behandlungsbeginn**

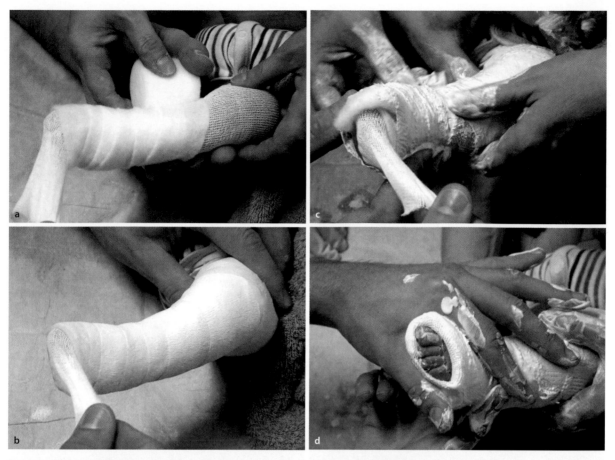

Abb. 3.117a–d Anlage eines Oberschenkelliegeredressionsgipses in 90° Kniebeugung und bestmöglicher Dehnung der medialen Fußsäule. **a, b** Polsterung des redressierten Klumpfußes, **c, d** Gipsphase

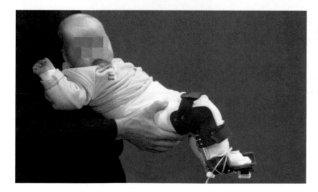

Abb. 3.118 Oberschenkelredressionsschiene (Kopenhagener Schiene) nach Gipsbehandlung oder postoperativ

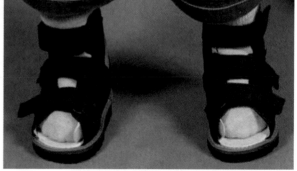

Abb. 3.119 Antivarusschuh mit Drei-Backen-Einlage nach Gipsbehandlung oder postoperativ

(z. B. nach Zukunft-Huber) sowie Muskelkräftigung, Muskeldehnung und Koordinationsschulung durchzuführen.

Orthopädietechnik Schienen werden überwiegend nach der Gipsbehandlung oder postoperativ eingesetzt (■ Abb. 3.118), ferner Innenschuhe, Antivarusschuhe und Drei-Backen-Einlage (■ Abb. 3.119).

■■ Operative Therapie

Allgemeine Indikationskriterien Nach 3 Monaten konservativer Behandlung werden Röntgenaufnahmen des Klumpfußes angefertigt. Abhängig vom Erfolg der Vorbehandlung und vom Schweregrad des Klumpfußes werden die knöchernen und klinischen Verhältnisse sowie verbliebene Fehlstellungen beurteilt und ggf. operativ behandelt.

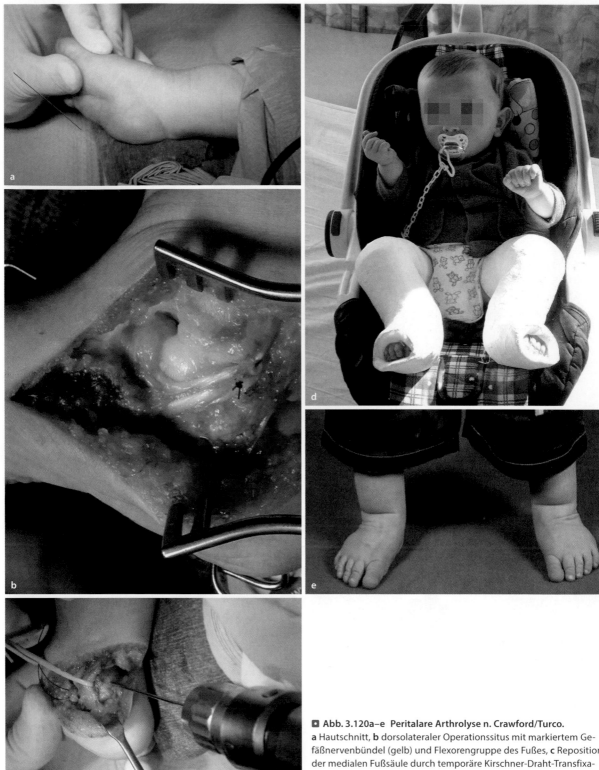

☐ **Abb. 3.120a–e Peritalare Arthrolyse n. Crawford/Turco.**
a Hautschnitt, **b** dorsolateraler Operationssitus mit markiertem Gefäßnervenbündel (gelb) und Flexorengruppe des Fußes, **c** Reposition der medialen Fußsäule durch temporäre Kirschner-Draht-Transfixation von Talus, Os naviculare und erstem Zehenstrahl sowie axiale Kirschner-Draht-Fixation von Talus und Kalkaneus, **d** beidseits postoperative Gipsversorgung mit Oberschenkelredressionsgipsen, **e** postoperatives Resultat

Insbesondere persistierende Fehlstellungen zwischen Talus, Kalkaneus und Os naviculare müssen evaluiert und ggf. korrigiert werden. In den meisten Fällen ist eine Achillessehnenverlängerung, ggf. mit einem dorsomedialen Kapsel-Release ausreichend. Nur bei den sog. Klumpfußhaltungen reicht eine rein konservative Behandlung. Bei den schweren Klumpfüßen Typ IV nach Dimeglio ist häufig eine peritalare Arthrolyse notwendig, um knöcherne Fehlstellungen zu beseitigen (◘ Abb. 3.120). Andere Erkrankungen/Fehlbildungen der Bewegungsorgane (z. B. Hüftdysplasie, Spina bifida) sowie Alter, Allgemeinzustand und Begleitkrankheiten sind zu berücksichtigen.

Häufige Operationsverfahren
- Primäroperation: Perkutane Achillessehnenverlängerungen, Arthrolysen, Gelenkrepositionen, Sehnenverlängerungen; Modifikationen des Turco-Zugangs (Turco 1979) oder Varianten des Cincinnati-Zugangs (Krauspe 1995) sind weit verbreitet.
- Sekundäroperationen: Vorgehen wie bei der Primäroperation, zusätzlich Osteotomien, Sehnentranspositionen (M. tibialis anterior).
- Spätkorrekturen: Graduelle Gelenkrepositionen mit dem Fixateur externe (Ilizarov), Korrekturarthrodesen kurz vor oder kurz nach Wachstumsabschluss.

Nachbehandlung Postoperativ Gipsverband für 6 Wochen mit einem ersten Wechsel nach 2 Wochen mit Redression. Später Kopenhagener Orthese (Tag und Nachtschiene), Physiotherapie. Nach Gehbeginn: knöchelübergreifender Kinderstabilschuh/Drei-Backen-Einlage (◘ Abb. 3.119). Klinische und ggf. radiologische Kontrollen.

Therapeutisches Vorgehen: Stufenschema
- **Orientierungskriterien:** Alter, Ausmaß der Fehlstellung, bisherige Therapie
- **Stufe 1 (ambulant):** Aufklärung, konservative Stufentherapie (Redression, Gipsbehandlung, Orthesenversorgung) nach Imhäuser/Ponseti
- **Stufe 2 (ambulant/stationär):** konservative Therapie (Maßnahmen wie Stufe 1, stationär v. a. bei Orthesenversorgung sowie bei erschwerter Mitarbeit und Ansprechbarkeit der Eltern)
- **Stufe 3 (stationär):** Operation

- **Komplikationen**

Zu den allgemeine Risiken und Komplikationen gehören Hämatome, Wundheilungsstörung (Wundrandnekrosen), Wundinfekt, Gefäßverletzung und Nervenverletzung. Zu den speziellen Folgen zählen Über- oder Unterkorrekturen, persistierende Bewegungseinschränkung, Knochennekrosen, Drahtbruch.

- **Prognose**

Ohne Behandlung ist nur ein Stehen und Gehen in Fehlstellung und später unter Schmerzen möglich. Auch die Schuhversorgung ist problematisch. Die individuelle Prognose des Behandlungserfolgs ist schwer einzuschätzen. Bei unmittelbar nach Geburt einsetzender konservativer Behandlung und ggf. frühzeitiger operativer Korrektur ist in der Regel ein befriedigendes Ergebnis zu erzielen.

3.7.5 Kindlicher Knick-Platt-Fuß

- **Definition**

Meist harmlose, bis zu einem gewissen Grad physiologische Fußfehlstellung im Kleinkindes- und Kindesalter mit verstärkter Valgusstellung des Fersenbeins (Knickfuß) und Abflachung der medialen Fußwölbung (Plattfuß). Oft auch Abweichung des Vorfußes in Abduktion. Die Grenzen zum Pathologischen sind fließend.

> ❯ **Beobachtungspflichtige Füße zeigen einen flexiblen Fersenvalgus >10° und eine komplette Abflachung des Längsgewölbes.**

Bei Kleinkindern gleichen sich diese Fehlstellungen (Haltungsschwächen) im Zehenspitzenstand spontan aus (»Fußaufrichtung«). Bei diesen flexiblen Fehlstellungen ist eine Beobachtungsphase über mehrere Jahre indiziert. Findet die Fußaufrichtung spontan nicht statt (»rigider Plattfuß«), ist weitere Ursachenforschung zu betreiben.

- **Ätiologie und Pathogenese**

Ursache der erworbenen Deformität: Bandlaxität, Muskelschwäche, Übergewicht, Genua valga oder vara. Es handelt sich bei ausgeprägten Befunden um eine komplexe Deformität des Fußes in allen 3 Ebenen: Valgus des Rückfußes, Supination des Vorfußes, Dorsalflexion von Talus und Kalkaneus.

- **Klassifikation**

Für den wissenschaftlichen Vergleich empfehlen wir die Einteilung in flexible und kontrakte/rigide Knick-Platt-Füße (◘ Abb. 3.121).

- **Diagnostik**
- ■ **Anamnese**
- Schmerzen: Der Knick-Platt-Fuß macht selten Beschwerden. Bei Schmerzen müssen differenzialdiagnostische Überlegungen angestellt werden (Lokalisation, Schmerzausstrahlung, Dauer, Intensität).
- Funktionseinschränkung: Belastbarkeit, Hinken, Beweglichkeit
- Spezielle Gelenkanamnese: vorherige konservative oder operative Behandlung

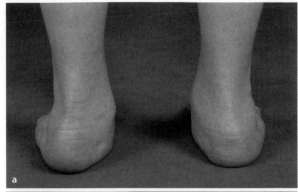

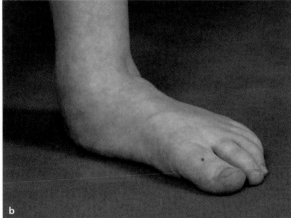

◘ Abb. 3.121a,b Schmerzhafter flexibler Knick-Platt-Fuß beidseits bei einem 6-jährigen Mädchen

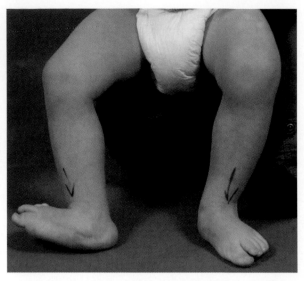

◘ Abb. 3.122 Kongenitaler Plattfuß (Talus verticalis) bei einem kaum gehfähigen 15 Monate alten Kleinkind

◼ ◼ Klinische Untersuchung

Erforderlich ist die Beurteilung des Fußes beim Stehen, Gehen und Liegen. Ein pathologischer Fersenvalguswinkel im Stand wird von dorsal gemessen: beim Kind (2–5 Jahre) liegt er bei >20°, im Schulalter >10° und beim Erwachsenen >5°. Bedeutsam ist die Unterscheidung zwischen flexiblem und rigidem (kontraktem) Knick-Platt-Fuß. Die Inspektion soll eine Beurteilung der medialen Fußwölbung (abgeflacht bzw. aufgehoben), des Vorfußes (abduziert) und der Valgusstellung der Ferse (verstärkt) ergeben. Das Schuhwerk zeigt medial stärker abgenutzte Sohlen. Die Fußdeformität fällt meist den Eltern auf. Interessant ist die Beurteilung des Gangbilds und die Beurteilung einer möglichen Beinlängendifferenz.

Die Palpation des Fußes ermöglicht die Beurteilung druckschmerzhafter Punkte und benachbarter Gelenke sowie die Beurteilung von Durchblutung, Motorik und Sensibilität. Die Funktionsprüfung führt zur Beurteilung der Beweglichkeit aller Fußgelenke und stellt Bewegungsumfang und Bewegungsschmerz fest. Beim Zehenspitzenstand interessiert der Ausgleich der Fehlform: Die Ferse korrigiert sich in eine Varusstellung, und der mediale Fußrand wölbt sich.

❗ Cave
Ein echter Plattfuß ist nicht zu verwechseln mit dem scheinbaren Plattfuß, der durch subkutanes Fettpolster hervorgerufen wird, das im ersten Lebensjahr normalerweise unter der Fußwölbung vorhanden ist.

◼ ◼ Bildgebende Verfahren

Beim schmerzfreien flexiblen Knick-Platt-Fuß ist üblicherweise keine apparative Diagnostik notwendig. Röntgenaufnahmen des Fußes im Stehen streng seitlich sind beim rigiden und/oder schmerzhaften Knick-Platt-Fuß mit pathologischen Fersenvalguswinkeln ratsam.

◼ Differenzialdiagnose

Häufige Differenzialdiagnosen sind:
- physiologischer Knick-Platt-Fuß
- kongenitaler Plattfuß (Talus verticalis; ◘ Abb. 3.122)
- neurogener Knick-Platt-Fuß (z. B. infantile Zerebralparese, Myelomeningozele; ◘ Abb. 3.121c, d)
- Koalitionen (Röntgen: Schrägaufnahme)

❯ Therapieziel ist die Entwicklung einer normalen Fußform und -funktion.

◼ Therapie

Einen Therapiealgorithmus für kontrakte kindliche Knick-Platt-Füße zeigt ◘ Abb. 3.123.

◼ ◼ Konservative Therapie

Aufklärung über die Erkrankung, deren natürlichen Verlauf und Beeinflussbarkeit durch konservative bzw. opera-

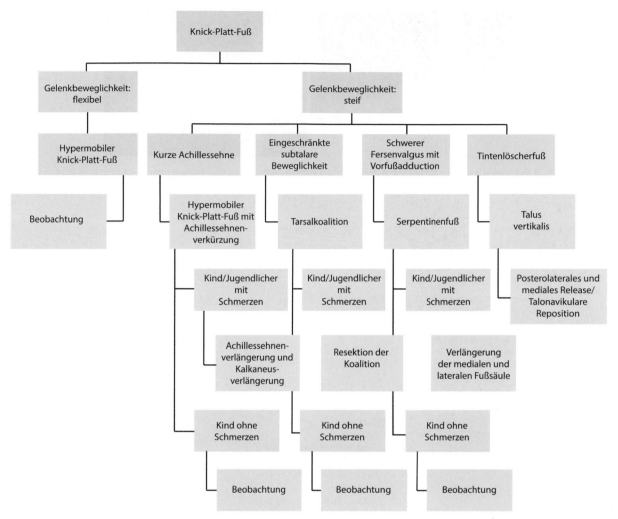

Abb. 3.123 Behandlungsalgorithmus für kontrakte kindliche Knick-Platt-Füße

tive Therapie. Die Beratung ist individuell zu gestalten und umfasst u. a.: Verhalten im Alltag, körperliche Belastung, Körpergewicht, evtl. Folgen von Bewegungsmangel, regelmäßige Übungen zur Beseitigung von Muskeldefiziten, v. a. durch Eigenübungen (► Übersicht).

Therapeutisches Vorgehen bei Knick-Platt-Fuß

- **Altersphysiologischer flexibler Knick-Platt-Fuß**
  - Aufklärung der Eltern über gute Prognose und Spontanverlauf, befundabhängig klinische Kontrollen
  - Barfußgehen, spielerische Fußgymnastik (Greifübungen mit den Zehen, Zehenspitzenstand)
  - Korrektur mittels orthopädietechnischer Maßnahmen ist nicht indiziert

▼

- **rigider oder flexibler pathologischer Knick-Platt-Fuß**
  - korrigierende Einlagenversorgung, ggf. Zurichtungen am Konfektionsschuh
  - spielerische Fußgymnastik (Greifübungen, Zehenspitzenstand)
  - Physiotherapie

■ ■ **Operative Therapie**

Allgemeine Indikationskriterien sind der Schweregrad, derbisheriger Verlauf, Schmerzen und das Alter. Als Verfahren kommen Weichteiloperationen sowie knöcherne Operationen infrage:

- **Weichteiloperationen:**
  - Operationskonzept: Verlagerung der Sehne des M. tibialis anterior zur aktiven Aufrichtung der medialen Fußwölbung

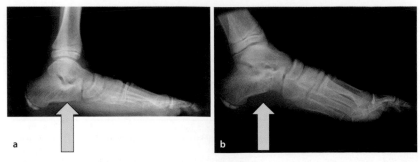

a   **b**

◘ **Abb. 3.124a,b Pes planus. a** Vor, **b** nach knöcherner Verlängerung des Fersenbeins mit Beckenkammspan zur Aufrichtung des Längsgewölbes

◘ **Tab. 3.23** Klassifikation des Ballenhohlfußes und Behandlungsoptionen

Kategorie	Ausprägung	Ätiologie	Behandlungsoption
Physiologisch	Milder/moderater Ballenhohlfuß mit Fersenvarusstellung und Klauenstellung der Zehen	Familiäre, hereditäre Ursache	Konservativ: Weiche, weite Schuhe, Einlagen mit treppenförmiger, retrokapitaler Abstützung bei Vorfußmetatarsalgien
			Operativ: plantare Fasziotomie und Sehnentransfers bei flexiblen Hohlfüßen, Umstellungsosteotomien bzw. Arthrodesen im Rück- oder Mittelfuß bei rigiden Hohlfüßen

Pathologisch	Schwerer Ballenhohlfuß mit Fersenvarusstellung	– Residueller Hohlfuß nach Klumpfußbehandlung
		– idiopathisch
		– neuromuskuläre Erkrankungen:
		  – Friedreich-Ataxie
		  – Charcot-Marie-Tooth-Krankheit (HMSN I)
		  – zystische oder knöcherne Fehlbildungen des Spinalkanals
		  – Spina bifida
		  – Poliomyelitis
			Konservativ: orthopädisches Schuhwerk, Orthesen

			Operativ: plantare Fasziotomie und Sehnentransfers bei eher flexiblen Hohlfüßen, Umstellungsosteotomien bzw. Arthrodesen im Rück- oder Mittelfuß bei rigiden Hohlfüßen
	Hackenfuß	– Poliomyelitis – iatrogen bei Zerebralparese und überverlängerter Achillessehne	Konservativ: orthopädisches Schuhwerk
			Operativ: Keilentnahmen und Umstellungsosteotomien bzw. Arthrodesen im Rück- oder Mittelfuß bei rigiden Hackenfüßen

— Indikation (sehr selten): bei sehr schweren, schmerzhaften, flexiblen Knick-Platt-Füßen
— **knöcherne Operationen:**
  — Operation nach Evans (Kalkaneusverlängerung; ◘ Abb. 3.124)
  — Operation nach Green-Grice (Knochenblock im Sinus tarsi)
  — Arthrorise (extraartikuläre seitliche Schraubenabstützung im Sinus tarsi)

3.7.6 Ballenhohlfuß

Der Ballenhohlfuß ist durch eine stärker ausgeprägte Höhe des Längsgewölbes charakterisiert, häufig assoziiert mit Fersenvarusstellung und Klauenzehen. Ballenhohlfüße sind meist physiologisch und treten familiär gehäuft auf. Pathologische Formen werden in Verbindung mit neurologischen Erkrankungen gesehen (◘ Tab. 3.23).

◻ Tab. 3.24 Klassifikation des Zehenspitzengehens und Behandlungsoptionen

Kategorie	Diagnose	Behandlungsoptionen
Kongenital	Klumpfuß	Konservative/operative Maßnahmen (Abschn. 32.7.4)
Idiopathisch	– M.-gastrocnemius-Kontraktur – akzessorischer M. soleus – generalisierte M.-triceps-surae-Kontraktur	– Funktioneller, flexibler Spitzfuß: Unterschenkeltherapiegipse, ggf. Orthesen, ggf. Botulinumtoxin A – struktureller, kontrakter Spitzfuß: selektive (Operation nach Stryer etc.) oder generalisierte Verlängerung M. triceps surae (Achillessehne)
Neurologisch	Infantile Zerebralparese	– Junge Kinder (2–6 Jahre): Orthesenversorgung, ggf. Botulinumtoxin A im Rahmen eines Gesamtbehandlungskonzepts – ältere Kinder (ab 6 Jahre): Selektive M.-gastrocnemius-Verlängerungen/Achillessehnenverlängerung im Rahmen von Mehretagensehnenverlängerungen, ggf. Sehnentransfers
	Poliomyelitis	– Orthesen-/Apparateversorgungen – Achillessehnenverlängerungen
Myopathisch	Muskeldystrophie Duchenne	Achillessehnenverlängerung im Rahmen eines Gesamtbehandlungskonzepts
Funktionell	Hysterischer Zehenspitzengänger	Ggf. Unterschenkelgehgipse

3.7.7 Zehenspitzengang

Zehenspitzengehen tritt häufig bei Kindern mit neuromuskulären Erkrankungen auf, seltener auch bei Kindern mit ansonsten unauffälliger Entwicklung. Eine Klassifikation und die entsprechenden Therapieoptionen zeigt ◻ Tab. 3.24.

Literatur

Catterall A (1982) Legg-Calvé-Perthes' Disease. New York: Churchill Livingston

Dimeglio A, Bensahel H, Souchet Ph, Mazeau Ph, Bonnet F (1995) Classification of Clubfoot. J Pediatr Orthop Part B 4: 129–136

Fairbank JCT, Couper J, Davies JB, O'Brien JB (1980) The Oswestry low back pain questionaire. Physiotherapie 66: 271–273

Frennered AK, Danielson BI, Nachemson AL, Nordwall AB (1991) Midterm follow-up of young patients fused in situ for spondylolisthesis. Spine 16: 409–416

Graf R (1984) Fundamentals of sonographic diagnosis of infant hip dysplasia. J Pediatr Orthop 4: 735–740

Graf R (1998) Klinische Untersuchung und Hüftsonographie. In: Grifka J, Ludwig J (Hrsg.) Kindliche Hüftdysplasie. Stuttgart: Thieme

Hefti F (2009) Kinderorthopädie in der Praxis, 2. Aufl. Heidelberg: Springer

Henderson ED (1966) Results of the surgical treatment of spondylolisthesis. J Bone Jt Surg 48-A: 619–642

Herring JA, Kim HAT, Browne R (2004) Legg-Calve-Perthes disease. Part two: Prospective multicenter study of the effect of treatment on outcome. JBJS Am 86-A: 264

Herring JA, Neustadt JB, William JJ, Early JS, Browne RH (1992) The lateral pillar classification of Legg-Calve-Perthes disease. J Pediatric Orthop 12: 142–150

Heyman CH, Herndon CH (1954) Epiphyseodesis for Early Slipping of the Upper Femoral Epiphysis. J Bone Jt Surg 36-A: 539–554

Imhäuser G (1984) Die Behandlung des idiopathischen Klumpfußes. Stuttgart: Enke

Krämer J (1982) Konservative Behandlung kindlicher Luxationshüften. Bücherei des Orthopäden, Bd.14, 2. Aufl. Stuttgart: Enke

Krämer J, Grifka J (2007) Orthopädie, Unfallchirurgie. Heidelberg: Springer

Krauspe R, Parsch K (1995) Die peritalare Arthrolyse zur Klumpfußkorrektur über den sogenannten Cincinnati-Zugang. Operat Orthop Traumatol 7: 125–140

Larson CB (1963) Rating Scale for Hip Disabilities. Clin Orthop 31: 85–93

Lowe TG (1999) Scheuermann's disease. Orth. Clin North Am 30: 475–487

Matthiessen HD (1993) Die »endogene« Hüftdysplasie. Symposium Universität Zürich 27.11.1993, Symposiumsband, S. 117–136

Matussek J et al. (1998) Offene Hüfteinstellung bei sog. kongenitaler Luxation. In: Grifka J, Ludwig J (Hrsg.) Kindliche Hüftdysplasie. Stuttgart: Thieme

Matzen KA (Hrsg.) (1990) Wirbelsäulenchirurgie: Spondylolisthese, Symposium Augsburg. Stuttgart: Thieme

McKay DW (1982) New Concept of an Approach to Clubfoot Treatment: Section 1 – Principles and Morbid Anatomy. J Pediatr Orthop 2: 347–356

McKay DW (1983) New Concept of an Approach to Clubfoot Treatment: Section 3 – Evaluation and Results. J Pediatr Orthop 3: 141–148

McKay DW (1983) New Concept of and Approach to Clubfoot Treatment: Section 2 – Correction of the Clubfoot. J Pediatr Orthop 3: 10–21

Meyerding HW (1932) Spondylolisthesis. Surg Gynecol Obstet 54: 371–377

Morita T, Ikata T, Katoh S, Miyake R (1995) Lumbar spondylolysis in children and adolescents. J Bone Joint Surg (Br) 77: 620

Murray PM, Weinstein SL, Spratt KF (1993) The natural history and longterm follow up of Scheuermann's kyphosis. J Bone Jt Surg 75-A: 236–248

Ponseti IV (1992) Treatment of congenital clubfoot. Current concepts review. JBJS 74: 448

Scheuermann HW (1977) The classic: kyphosis dorsalis juvenilis. Clin Orthop 128: 5–7

Schulitz KP, Dustmann HO (1998) Morbus Perthes, 2. Aufl. Heidelberg:
    Springer
Simons GW (1977) Analytic Radiography of Clubfeet. J Bone Joint Surg
    59-B: 485–489
Stone KH (1963) The mechanism of slipping in degenerative spon-
    dylolisthesis. J Bone Joint Surg (Br) 45: 49
Stulberg SD, Cooperman DR, Wallenstein R (1981) The natural history of
    Legg-Calvé-Perthes disease. J Bone Joint Surg 63A: 1095
Taillard WF (1976) Etiology of spondylolisthesis. Clin. Orthop. 117: 30–
    39
Tönnis D (1984) Die angeborene Hüftdysplasie und Hüftluxation im
    Kindes- und Erwachsenenalter. Heidelberg: Springer
Turco VJ (1979) Resistent congenital club foot JBJS 61-A: 805
Waldenström H (1920) Coxa plana, Osteochondritis deformans coxae.
    Zentralblatt Chir 47: 539
Wiltse LL, Newman PH, Mc Nab (1976) Classification of spondylolisthe-
    ses. Clin Orthop 35: 116
Wiltse LL, Rothman LG (1989) Spondylolisthesis: Classification, diagno-
    sis, and natural history. Seminars in Spine Surgery 1 (2): 78–94
Wittenberg RH, Willburger RE, Krämer J (1998) Spondylolyse und Spon-
    dylolisthese. Diagnose und Therapie. Orthopäde 27: 51–63
Wottke D (2004) Die große orthopädische Rückenschule. Heidelberg:
    Springer

Infektionen im Wachstumsalter

J. Matussek

J. Matussek, *Kinderorthopädie und Kindertraumatologie,*
DOI 10.1007/978-3-642-39923-7_4, © Springer-Verlag Berlin Heidelberg 2013

4

Infektionen des muskuloskelettalen Systems bei Kindern sind häufig und können Ursache schwerer Deformitäten und Behinderungen sein. Bei optimaler Behandlung können alle Infektionen geheilt werden und lebenslange Behinderungen verhindert werden. Die frühestmögliche Diagnose ist der zentrale Bestandteil der erfolgreichen Therapie.

4.1   Gelenkinfektionen

■ **Definition**

Gelenkentzündung aufgrund einer Infektion, meist mit einem Empyem einhergehend, beim Neugeborenen meist durch Haemophilus influenzae oder Streptokokken, beim Kleinkind zusätzlich durch Staphylokokken verursacht.

■ **Ätiologie und Pathogenese**

Durch die Besonderheiten der Blutgefäßversorgung der Epiphysen und Metaphysen und deren Nähe zum Gelenk kommen in den ersten 3 Lebensjahren Knocheninfekte häufig in Zusammenhang mit einer septischen Arthritis (Gelenkempyem) vor. Fugenkreuzende Gefäße bringen den meist hämatogenen Infekt von der Metaphyse in die Epiphyse und damit ins Gelenk (◘ Abb. 4.1 u. ◘ Abb. 4.2). Die gelegentlich geschwächte Abwehrlage des Neugeborenen und des jungen Kindes lässt den Infekt nicht nur rasch im Gelenk aufflackern, sondern führt häufig zu einer weitreichenden hämatogenen Streuung und zu septischen Allgemeinerscheinungen.

■ **Klinik**

Häufig ist das Hüftgelenk betroffen, aber auch in folgender Reihenfolge weitere Lokalisationen: Schultergelenk, Ellenbogengelenk, Kniegelenk und Fuß (◘ Abb. 4.3). Ein Verlust der Spontanbewegungen mag das erste, oft – bedauerlicherweise – gering verdächtige Zeichen sein, falls eine allgemeine Sepsis ausbleibt. Der Hauptunterschied zur hämatogenen (reinen) Osteomyelitis ist die starke passive, schmerzhafte Bewegungseinschränkung des betroffenen Gelenkes: Beim Hüftgelenk ist die Rotationsfähigkeit zuerst eingeschränkt.

■ **Diagnostik**

Der diagnostische Ultraschall ist vor Röntgenbild, Szintigraphie und MRT das erste Untersuchungsmittel neben dem Labor. Notfallmäßig ist dann in OP-Bereitschaft eine Gelenkpunktion durchzuführen. Das trübe Punktat ist mikrobiologisch zu untersuchen und einer Gram-Färbung zuzuführen.

❱❱ **Keimanzüchtungen sind beim Kind in bis zu 30% trotz Keimbefall negativ.**

Im Röntgenbild zeigt sich – wenn überhaupt – meist nur eine Erweiterung des Gelenkspalts. Die BSG ist meist noch vor dem CRP stark erhöht. Eine Leukozytose ergibt sich immer erst später.

■ **Therapie**

Beim leisesten Zweifel an der Dignität des Punktats soll das Gelenk offen (Hüftgelenk), arthroskopisch (Sprunggelenk, Kniegelenk, Schultergelenk) oder über die Punktionsnadel (kleine Gelenke) gespült werden. Empfohlen wird eine temporäre Schalenruhigstellung des Gelenks bis hin zum temporären Bein-Becken-Fuß-Gips (Hüftgelenk). Alternativ vorsichtige Hauttraktionsbehandlung. Dann folgt eine zunächst blinde intravenöse Antibiose gemäß den erwarteten Keimen (◘ Tab. 4.1).

■ **Prognose**

Günstig nur bei frühester Diagnose und Therapie. Bei Neugeborenen und verzögertem Therapiebeginn sind desaströse Gelenkzerstörungen bis hin zum Gelenkverlust zu erwarten.

◘ **Tab. 4.1** Antibiotikagabe gemäß Altersgruppe und Infektionserreger nach operativer Spülung eines Gelenkempyems

Alter	Infektionserreger	Antibiotikum	Dosis und Dauer
Neugeborenes	B-Streptokokken	Penicillin	Gewichts- und alterabhängig
	Staphylococcus aureus	Nafcillin	7 Tage i.v., dann 4 Wochen oral 150 mg/kgKG/24 h
	Escherichia coli	Cefotaxim	
Kleinkind	Haemophilus influenzae	Cefuroxim	100–150 mg/kgKG/24 h
	Staphylococcus aureus	Cefuroxim	7 Tage i.v., dann 4 Wochen oral
	B-Streptokokken	Penicillin G	
Kind/Jugendlicher	Staphylococcus aureus	Nafcillin	150 mg/kgKG/24 h
			7 Tage i.v., dann 4 Wochen oral

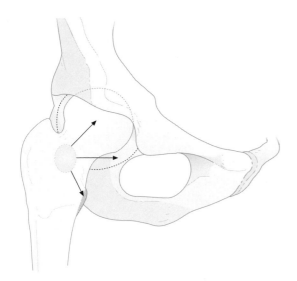

Abb. 4.1 Verteilungswege der akuten hämatogenen Osteomyelitis bei Kindern unter 3 Jahren. 1 Subperiostaler metaphysärer Abszess, 2 Gelenkempyem, 3 epiphysär

4.2 Knocheninfektionen

▪ Definition

Knocheninfektionen sind Entzündungen des Knochens, meist mit Beteiligung des Knochenmarks, die akut hämatogen, akut exogen oder primär-chronisch hämatogen hervorgerufen sein können. Je nach Beteiligung der Strukturen spricht man von Osteitis, Osteomyelitis oder Periostitis (▪ Abb. 4.4 u. ▪ Abb. 4.5).

Eine Sonderform der Osteomyelitis ist die Spondylitis als Entzündung der knöchernen Wirbelsäule, die beim Übergreifen auf die Bandscheiben als Spondylodiszitis bezeichnet wird.

▪ Ätiologie und Pathogenese

Knocheninfektionen können bakteriell durch hämatogene Streuung aus lokalen Infektionsherden, akut exogen, z. B. durch offene Frakturen, oder primär-chronisch entstehen. Erreger sind bis zum 3. Lebensjahr zumeist Haemophilus influenzae, Streptokokken und Staphylokokken, jenseits des 3. Lebensjahres aber über 90% Staphylokokken, selten Streptokokken, Salmonellen, Proteus, Klebsiella oder Pseudomonas.

Zu den unspezifischen Formen zählen die hämatogenen Osteomyelitiden im Säuglings-, Kindes-, Jugendlichen- und Erwachsenenalter. Aufgrund der unterschiedlichen Gefäßversorgung der Metaphyse und Epiphyse entwickeln sich typische Krankheitsbilder. Neben diesen als unspezifisch bezeichneten Osteomyelitiden gibt es die spezifischen Formen, hier v. a. die syphilitische und die tuberkulöse Osteomyelitis.

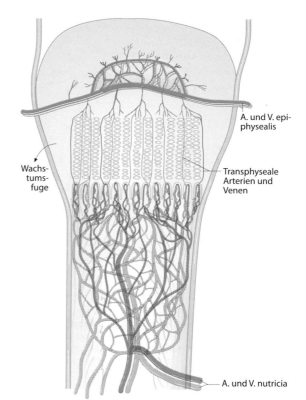

A. und V. epiphysealis

Wachstumsfuge

Transphyseale Arterien und Venen

A. und V. nutricia

Abb. 4.2 Fugenkreuzende Blutgefäße aus den metaphysären A. und V. nutricia und den epihysären A. und V. epiphysealis

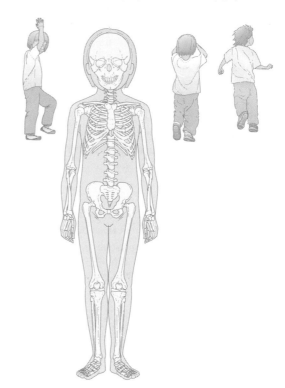

Abb. 4.3 Häufige Prädilektionsstellen von Osteomyelitiden und Gelenkempyemen mit absteigender Häufigkeit: Hüftgelenk, proximaler Humerus, Ellenbogen, Kniegelenk, Fuß

4

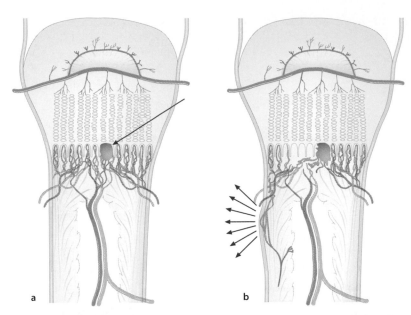

❑ **Abb. 4.4a,b Beginn einer Osteomyelitis metaphysär mit Ausbreitung in den subperiostalen Bereich (fugenkreuzende Gefäße bereits verschlossen). a** Initiale Absiedlung eines Infektionsherds metaphysär durch hämatogene Streuung, **b** Ausbreitung des Infektionsherds nach subperiostal bei Verschluss der fugenkreuzenden Gefäße

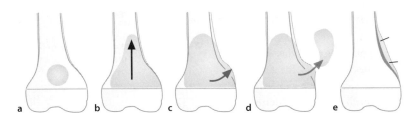

❑ **Abb. 4.5a–e Verlauf einer metaphysären Osteomyelitis. a** Metaphysärer Beginn, **b** metaphysäre Verbreitung, **c** Durchbruch durch die Kortikalis (subperiostaler Abszess), **d** Durchbruch in die Weichteile, **e** Sequester und Involukrum

● **Diagnostik**

Die Diagnostik richtet sich nach der Art der Knocheninfektion (s. unten).

● **Therapie**

Grundsätzlich ist eine Kombinationstherapie aus chirurgischer Herdsanierung und erregerangepasster Antibiose anzustreben, die in den ersten Wochen intravenös verabreicht werden soll. Die Antibiose muss oral bis zur Normalisierung der Entzündungsparameter fortgesetzt werden.

Operativ muss notfallmäßig die Entlastung, Entleerung und ggf. die Anlage einer Saug-Spül-Drainage erfolgen. Sequester und infizierte Markhöhlen sowie Fisteln und Abszesshöhlen müssen ausgeräumt werden, lokale Antibiotikabehandlung in Form von eingelegten Medikamententrägern sind empfehlenswert. Bei Kindern muss bei Befall der Epiphysen eine Epiphysiolyse verhindert werden. Bei instabilen Verhältnissen muss eine Stabilisierung,

ggf. auch mit Fixateur externe, durchgeführt werden. Nach Abszessausheilung kann die Defektauffüllung mit autologer Spongiosa erfolgen.

Adjuvant sollte die Ruhigstellung von angemessen kurzer Dauer erfolgen, um Folgeschäden in Form von Bewegungseinschränkungen so gering wie möglich zu halten.

4.2.1 Unspezifische akute Osteomyelitiden

Hämatogene Osteomyelitis des Säuglings

● **Ätiologie und Pathogenese**

Die Osteomyelitis des Säuglings (bis etwa zum 18. Lebensmonat) umfasst ca. 20% aller Fälle hämatogener Osteomyelitiden. Aufgrund der Blutversorgung sind bevorzugt die Metaphysen und Epiphysen von Femur, Humerus und Tibia betroffen, sodass es häufig zu septischen Arthritiden der körpernahen Gelenke sowie ausgeprägten subperiostalen Abszessen kommt. Häufigster Erreger des infantilen

Typs ist Haemophilus influenzae, des Weiteren Streptokokkus und Staphylokokkus.

■ **Klinik**

Je nach Immunitätslage des Säuglings kann das Krankheitsbild hoch septisch, dann auch mit Überdeckung der Gelenksymptomatik, oder milder verlaufen.

> **Hinweise auf hämatogene Osteomyelitis**
> – Lokale Entzündungszeichen mit Rötung und Überwärmung
> – Schonung der betroffenen Gliedmaße
> – Bewegungsschmerz und Entlastungsstellung im Sinne einer Scheinlähmung als Hinweis auf Gelenkbeteiligung
> – Begleitinfekte, z. B. Nabelinfekt, Meningitis, Entzündungen im HNO-Bereich

■ **Diagnostik**

In der Labordiagnostik zeigen sich die typischen Entzündungszeichen mit Leukozytose, CRP-Erhöhung und Beschleunigung der Blutsenkungsgeschwindigkeit. Blutkulturen sind zum Erregernachweis und Erhalt eines Antibiogramms abzunehmen. Bis zum Erhalt eines Antibiogramms sollte mit einer parenteralen Antibiose mit Flucloxacillin und Gentamicin begonnen werden.

Eine Sonographie sollte bei Verdacht auf Gelenkbeteiligung erfolgen, radiologisch sind metaphysäre Auflockerung und Auftreibung sowie periostale Reaktionen erst nach Gelenksubluxationen möglich. Im Zweifelsfall sollte eine MRT oder Szintigraphie durchgeführt werden. Bei Verdacht auf septische Arthritis ist eine Gelenkpunktion indiziert.

> **Die hämatogene Osteomyelitis des Säuglings ist ein pädiatrisch-orthopädischer Notfall!**

Hämatogene Osteomyelitis des Kindes

Aufgrund der getrennten Gefäßversorgung von Metaphyse und Epiphyse im Kindesalter – die Epiphysenfugenbarriere besteht etwa ab dem 2. Lebensjahr – ist die häufigste Lokalisation der akuten hämatogenen Osteomyelitis vom juvenilen Typ in der Metaphyse der langen Röhrenknochen (◻ Abb. 4.4 u. ◻ Abb. 4.5). Der Altersgipfel liegt bei 8 Jahren, wobei Jungen öfter als Mädchen betroffen sind. Häufigste **Erreger** der Osteomyelitis in dieser Altersgruppe sind Staphylococcus aureus (50%), Streptokokken (25%) und Haemophilus influenzae.

Die **Klinik** entspricht der der hämatogenen Osteomyelitis im Säuglingsalter. Auch bei der Osteomyelitis im Kindesalter zeigen sich in der **Diagnostik** die typischen Entzündungszeichen mit Leukozytose, Linksverschiebung, CRP-Erhöhung und BSG-Beschleunigung. Radiologisch

zeigen sich nach ca. 2 Wochen erste periostale Reaktionen und fleckige Osteolysen. Später kommt es zu Usurierungen der Kortikalis, Abhebung des Periosts und Ausbildung großer Knochensequester, die in Gemeinschaft mit einem subperiostalen Abszess die sogenannte Totenlade bilden. Eine MRT sollte durchgeführt werden (◻ Abb. 4.6).

> **Differenzialdiagnostisch ist an ein Ewing-Sarkom zu denken!**

Hämatogene Osteomyelitis des Jugendlichen und Erwachsenen

Die akute hämatogene Osteomyelitis des Erwachsenen tritt häufig infolge eines Allgemeininfekts, einer größeren Operation oder eines streuenden Entzündungsherdes auf. **Klinisch** stehen bei oft nur geringer Allgemeinsymptomatik lokale Schmerzen und Bewegungseinschränkung im Vordergrund. Zu Gelenkergüssen kommt es bei Entzündungen in Gelenknähe, Fistelbildungen treten aufgrund der kräftigen Kortikalis des Erwachsenen erst im Spätstadium auf.

Auch beim adoleszenten Typ zeigen sich in der **Diagnostik** Leukozytose, CRP-Erhöhung und BSG-Beschleunigung. Radiologisch fallen auch hier zuerst fleckige Aufhellungen auf, später bildet sich evtl. ein sog. Knochensequester (abgestorbener Knochen im Narbengewebe, auch »Totenlade«). Zur bildgebenden Diagnostik gehört zur Beurteilung der Begleitreaktionen auch eine MRT (◻ Abb. 4.6).

4.2.2 Unspezifische chronische Osteomyelitiden

Chronische Osteomyelitiden werden in primär-chronische Verlaufsformen mit oft unbekanntem Ursprung (also scheinbar primär im Knochen entstanden) und sekundär-chronische Formen, die häufiger nach einer exogenen als nach einer hämatogenen Osteomyelitis auftreten, unterteilt.

> **Chronischen Osteomyelitiden bleiben bei guter Abwehrlage des Organismus zwar lokal begrenzt, können aber nach Jahren wieder aufflackern und neigen zur Fistelbildung.**

Primär-chronische Osteomyelitis

Bei der primär-chronischen Osteomyelitis gelingt oft kein Erregernachweis. Es werden 3 Sonderformen unterschieden:

– **Brodie-Abszess:** Bei guter Abwehrlage kommt es bei geringer Erregervirulenz insbesondere bei Jugendlichen zur Ausbildung eines starken Sklerosesaums bevorzugt in den Metaphysen von distalem Femur und proximaler Tibia. Der Verlauf ist insgesamt gutartig.

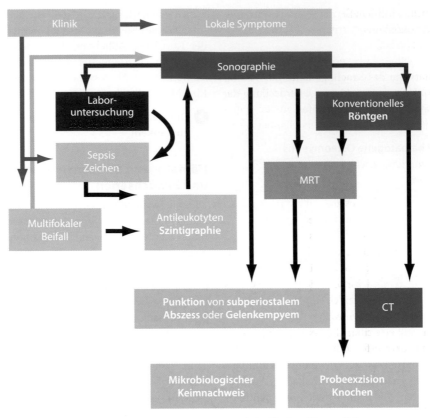

Abb. 4.6 Diagnosealgorithmus bei Infektionen des Bewegungssystems beim Kind und Jugendlichen

— **Plasmazelluläre Osteomyelitis:** Die gebildete Kaverne ist mit schleimigem Exsudat gefüllt und umgeben von plasmazelligem Granulationsgewebe. Es kommt zur Randsklerose.

— **Sklerosierende Osteomyelitis Garré:** Sie tritt vornehmlich in den Diaphysen der langen Röhrenknochen auf und füllt mit ihrer primär sklerosierenden unregelmäßigen Verbreiterung der Kortikalis oft fast vollständig den Markraum aus. Zur Kavernenbildung kommt es nicht. Erreger können nicht nachgewiesen werden.

Die **Klinik** verläuft bei den chronischen Verlaufsformen milder als bei den akuten Osteomyelitiden. Häufig treten dumpfe und ziehende Nachtschmerzen, Schwellung im Bereich der betroffenen Knochenabschnitte sowie mäßige Überwärmung auf.

In der **Diagnostik** zeigen sich bei den Laborwerten Zeichen einer chronischen Entzündung mit Beschleunigung der BSG und Veränderung der Elektrophorese. Radiologisch sind insbesondere die Knochenverdichtungen und Sklerosierungen um die Herde typisch bzw. bei der sklerosierenden Osteomyelitis die Auftreibung der Kortikalis mit Einengung des Markraums.

> **Differenzialdiagnostisch müssen Tumorerkrankungen (z. B. Osteoidosteom, osteogenes Sarkom), Metastasen und enchondrale Dysostosen ausgeschlossen werden!**

Sekundär-chronische Osteomyelitis

Sie ist häufig Folge einer nicht ausgeheilten exogenen Osteomyelitis. Typisch ist der Wechsel zwischen chronischen und chronisch-rezidivierenden Phasen sowie die Neigung zur Fistelbildung. Bei Fistelung muss unbedingt ein Keimnachweis zur Erstellung eines Antibiogramms versucht werden. In der radiologischen Diagnostik zeigt sich die Sklerosierung oft mit Ausbildung eines Sequesters. MRT-Diagnostik ist zur Festlegung der intraossären Ausbreitung empfehlenswert. Intraoperativ sollte zur Darstellung von Lage und Größe eine Kontrastmitteldarstellung erfolgen.

4.2.3 Spezifische Osteomyelitiden

Knochentuberkulose

Zur Knocheninfektion kommt es durch hämatogene Aussaat eines pulmonalen oder viszeralen Herdes, wobei besonders die Wirbelkörper befallen werden, seltener alle anderen Knochen. Gelenkbefall tritt v.a. an Knie-, Hüft- und Iliosakralgelenken auf.

Klinisch kennzeichnend sind neben abgelaufener oder florider Tuberkulose (nicht immer eruierbar!) schlechter Allgemeinzustand, Nachtschweiß und subfebrile Temperaturen sowie lokale Schmerzen. Die Indikation zur operativen Sanierung besteht bei großen Abszessen oder Infektherd.

Lues (Syphilis)

Die heute seltene Erkrankung kann jedes Organ befallen, wobei Gelenk- und Knocheninfektionen bei Erwachsenen im Tertiärstadium der Krankheit mit verschiedenartigen Knochenreaktionen auftreten. Klinisch zeigen sich schmerzlose Schwellung, keine akuten Entzündungszeichen, in der Labordiagnostik eine positive Luesserologie. Die Knochenreaktionen sind vornehmlich osteoblastisch mit Periostreaktionen (Säbelscheidentibia), selten kommt es zur diffusen gummösen Osteomyelitis.

Therapeutisch wird Penicillin G gegeben, chirurgische Interventionen sind selten erforderlich.

Literatur

Breusch S, Mau H, Sabo D (2006) Klinikleitfaden Orthopädie. Konservative und operative Orthopädie, Unfallchirurgie. München: Urban & Fischer in Elsevier
Bullough P (1987) Orthopädische Krankheitsbilder: Pathologie – Radiologie – Klinik. Stuttgart: Thieme
Krämer J, Grifka J, Kalteis T (2007) Orthopädie. Heidelberg: Springer
Staheli L (1992) Fundamentals of Pediatric Orthopaedics. New York: Raven Press

Tumoren im Wachstumsalter

J. Matussek

J. Matussek, *Kinderorthopädie und Kindertraumatologie*,
DOI 10.1007/978-3-642-39923-7_5, © Springer-Verlag Berlin Heidelberg 2013

5.1   Einleitung

Obwohl muskuloskelettale Tumoren grundsätzlich ernste Erkrankungen bei Kindern sind, haben die meisten Tumoren im Wachstumsalter glücklicherweise gutartigen Charakter. Einige davon treten sehr häufig auf (z. B. nicht ossifizierendes Fibrom). Eine frühe, genaue Diagnose ist essenziell für eine erfolgreiche Behandlung.

■ Klassifikation

Die Prognose maligner Tumoren ist vom Staging abhängig, d. h. vom Grad der Ausdehnung und von der Größe sowie der Infiltration des Tumors, dem Lymphknotenbefall, der Reaktion auf die Chemotherapie und vom Potenzial zur Metastasierung (◘ Tab. 5.1).

Intrakompartimentale Tumorausdehnung
- Im Faszienkompartiment
- zwischen der tiefen Faszie und dem Knochen
- intraartikulär
- im Knochenkompartiment

■ Diagnostik
■ ■ Anamnese

Ein Indikator für das Vorhandensein einer Tumorerkrankung ist gelegentlich eine positive **Schmerzanamnese**, insbesondere wenn diese zyklische Charakteristika aufweist und – nicht durch alltägliche Bagatellursachen erklärlich – fortdauert (Fortschreiten über Wochen, Stärke, Schmerzcharakter). Nachtschmerz, insbesondere in der zweiten Lebensdekade, kann für maligne Tumoren wie auch für einige benigne Tumoren (z. B. Osteoidosteom) charakteristisch sein. Hier ist zunächst ein konventionelles Röntgen notwendig. Ein plötzlich aufgetretener starker Schmerz ist meist durch eine pathologische Fraktur erklärbar, häufig aufgrund von juvenilen Knochenzysten (◘ Abb. 5.1).

■ ■ Klinische Untersuchung

Beobachtung von Asymmetrie, Fehlbildung, Deformierung und Schwellung: Wenn eine unklare Raumforderung vorliegt, sind Größe, Druckschmerzhaftigkeit und begleitende Entzündungsreaktionen zu beurteilen. Malignität zeigt sich häufig durch Festigkeit, Schmerzhaftigkeit und eine begleitende Entzündung des umliegenden Gewebes.

■ ■ Labordiagnostik

Meist sind die Laborwerte bei kindlichen Tumoren normal. Ausnahme sind die Erhöhung der unspezifischen BSG beim Ewing-Sarkom und die Erhöhung der alkalischen Phosphatase beim Osteosarkom.

■ ■ Bildgebende Verfahren

Konventionelle Röntgenbilder lassen eine erste Charakterisierung des Geschehens zu (◘ Tab. 5.2). Hierauf begründet sich dann die Entscheidung für die weitere Bildgebung. Klassische Szintigraphien spielen auch heute noch eine entscheidende Rolle, da sie über die Stoffwechselaktivität des Tumors Auskunft geben:
- kalt (geringe Aufnahme): inaktiver oder wenig aktiver Tumor, ggf. abwartendes Verhalten
- warm (mäßige Aufnahme): typisch für gutartige Tumoren
- heiß (starke Aufnahme): typisch für stoffwechselaktive, maligne Tumoren, aber auch das Osteoidosteom

Die CT entscheidet über die knöcherne Ausdehnung, während die MRT am geeignetsten für die Feststellung der Weichteilkomponenten des Tumors ist und über die Einbeziehung der umliegenden Weichteile in das Tumorgeschehen Auskunft gibt.

Prinzipien der Biopsie
- Zugang zum Tumor in ausreichender Entfernung zum Gefäß-Nerven-Bündel
- longitudinale Inzision
- stark begrenzte Ausdehnung der Inzision
- Zugang durch ein Muskelkompartiment, nicht zwischen 2 Kompartimenten
- limitierte Knochenresektion zur Verhinderung pathologischer Frakturen
- Gewinnung eines exemplarischen Teils des Tumorrands

◘ Tab. 5.1 Tumor-Staging maligner Tumoren nach Enneking 1980

Staging (Gesamtbeurteilung)	Grading (Histologie)	Ausdehnung
IA	G1	T1 M0
IB	G1	T2 M0
IIA	G2	T1 M0
IIB	G2	T2 M0
IIIA	G1	T1 M1
IIIB	G2	T2 M1

G1 hochdifferenziert, wenig maligne, G2 wenig differenziert, hochmaligne, M0 Metastasierung nicht nachgewiesen, M1 Metastasierung nachgewiesen, T1 intrakompartimental, T2 extrakompartimental

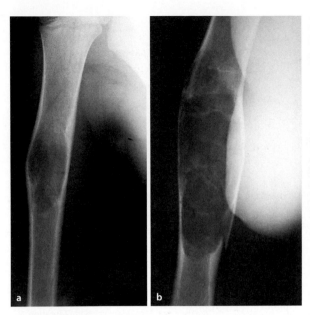

◘ **Abb. 5.1a,b** Solitäre Knochenzyste im Verlauf von 2 Jahren mit Fraktur nach Vergrößerung (Mädchen, 9–11 Jahre). **a** zu Beginn, **b** nach 2 Jahren

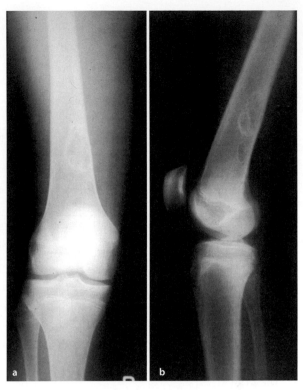

◘ **Abb. 5.2a,b** Nicht ossifizierendes Fibrom. **a** Im a.p.-Strahlengang, **b** seitlich

◘ **Tab. 5.2** Tumorcharakteristika im konventionellen Röntgen

Charakteristikum	Tumorkategorie (Beispiele)
Lokalisation des Tumors	
Metaphyse	Fast alle Tumoren
Diaphyse	Ewing-Sarkom, eosinophiles Granulom, nicht ossizierndes Fibrom (NOF)
Epiphyse	Chondroblastom
Auswirkung am Knochen	
Invasiv (multiple Randausziehungen)	Maligner Tumor
Verdrängend (glatter Rand)	Benigner Tumor
Reaktion des Knochens	
Abkapselnd, keine Knochenreaktion	Benigner Tumor
Reaktiv, mit Knochenreaktion	Maligner Tumor
Makroskopischer Tumorbefund	
Kalzifizierend	Knorpeliger Tumor
Milchglasartige Struktur	Fibröse Dysplasie
Zystische Strukturen	Einkammerige Knochenzyste

5.2 Gutartige Tumoren

5.2.1 Fibrokortikaler Defekt

Häufige, meist zufällig entdeckte, symptomlose, spontan heilende, fibröse Läsion im metaphysär-diaphysären Übergang der Kortikalis langer Röhrenknochen mit gut definierten sklerösen Grenzen.

5.2.2 Nicht ossifizierendes Fibrom

Das NOF ist die größere Version des fibrokortikalen Defekts mit vergrößerter Frakturgefahr bei mehr als 50% des metaphysären Durchmessers. Wächst von der Epiphysenfuge nach diaphysenwärts, ist wandadhärent und wird zunehmend kleiner (◘ Abb. 5.2).

5.2.3 Fibröse Dysplasie

Neoplastische Fibrose, die schrittweise den Knochen verdrängt und schwächt, mit deformierenden Folgen. Monostotische und polyostotische Formen (McCune-Albright-Syndrom: fibröse Dysplasie assoziiert mit »Café-au-lait«-

◻ Tab. 5.3 Charakteristika und Behandlung gutartiger Tumoren

Gewebe	Tumor	Komplikationen	Behandlung
Fibröses Gewebe	Fibröser Kortikalisdefekt	Keine	Keine
	Nicht ossifizierendes Fibrom	Frakturgefahr	Keine oder Entfernung bei größeren Befunden bzw. bei Vorliegen einer Fraktur
	Fibröse Dysplasie	Deformität	Stärkung des Knochens durch intramedulläre Verdrahtung, um Deformitäten zu vermeiden
	Desmoplastisches Fibrom	Deformität	Entfernung
Knorpelgewebe	Osteochondrom (kartilaginäre Exostose)	Deformität, Verkürzung	Entfernung, wenn symptomatisch
	Enchondrom	Deformität, Verkürzung	Entfernung, wenn symptomatisch
	Chondroblastom	Deformität, Frakturschmerz	Vollständige Entfernung
Knochen	Osteoidosteom	Schmerz	Entfernung im gesunden Gewebe
	Osteoblastom	Schmerz	Entfernung
Verschiedenes (Tumor ähnlich)	Einkammerige Knochenzyste	Frakturgefahr	Injektion von Steroiden, Ventilimplantation, Fensterung und Kürettage
	Aneurysmatische Knochenzyste	Zunehmende Ausdehnung	Kürettage und Spongiosaplastik

Hautläsionen und Pubertas praecox) sind bekannt, wobei die polyostotischen deformierender wirken. Ein chirurgisches Management ist häufig im Sinne der intramedullären Knochenschienung notwendig (◻ Abb. 5.3).

5.2.4 Osteochondrom

Häufiger, meist gestielter, selten breitbasiger Tumor nahe der Wachstumsfugen, der sich als ektopisches enchondrales Ossifikationszentrum unter einer Knorpelkappe bildet. Familiäre, multiple Osteochondrome werden autosomal-dominant vererbt. Maligne Entartungen von pelvinen Osteochondromen zu Chondrosarkomen im Erwachsenenalter sind bekannt, aber äußerst selten. Ein chirurgisches Management ist bei störender Kosmetik oder mechanisch-funktionellen Störungen notwendig (◻ Abb. 5.4).

5.2.5 Enchondrom

Knorpeliger Tumor meist langer Röhrenknochendiaphysen oder in Phalangen mit Potenzial zur Expansion mit Kortikalisverdrängung und typisch blasig-knorpeligem Röntgenaspekt. Chirurgisches Management nur bei funktionell-mechanischen Störungen. Verlaufskontrolle.

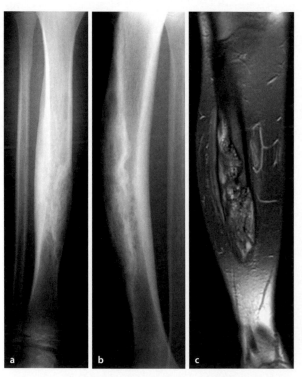

◻ Abb. 5.3a–c Osteofibröse Dysplasie der rechten Tibia. a Röntgenbild im a.p-Strahlengang, **b** seitlich, **c** im MRT (T2-gewichtet, STIR-Sequenz)

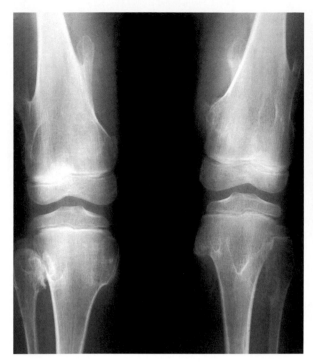

◻ Abb. 5.4 Multiple gutartige Osteochondrome im Kniebereich beidseits (multiple kartilaginäre Exostosen)

5.2.6 Chondroblastom/Osteoblastom

Seltene Tumoren der wachsenden Epiphyse mit gelegentlich entzündlicher Reaktion. Aggressives lokales Wachstum macht eine radikale Kürettage und Spongiosaplastik notwendig.

5.2.7 Osteoidosteom

Knochen produzierender, hochvaskulärer Tumor mit charakteristischem Aspirin-sensiblem Nachtschmerzmuster. Charakteristisches Röntgenprofil mit metaphysärer kortikalisständiger Sklerosezone mit zentralem Nidus (enthält die fehlgesteuerten osteoidbildenden Osteoblasten; ◻ Abb. 5.5). Eine En-bloc-Exzision ist erforderlich, unmittelbar danach ist der Patient schmerzfrei.

5.2.8 Solitäre Knochenzysten

Meist im proximalen Humerus oder Femur, metaphysär, gut definiert und den Knochen verdrängend. Diese häufigen Läsionen werden indirekt durch pathologische Frakturen diagnostiziert. Diese sollten zunächst heilen dürfen (gelegentlich durch intramedulläre Fixierung), bevor eine weitere Beurteilung und Therapieplanung anläuft. Nur sel-

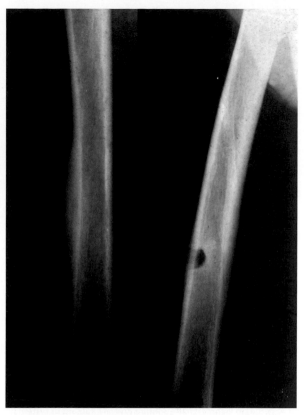

◻ Abb. 5.5 Femorales Osteoidosteom mit typischem Osteoblastennidus

ten sind Kürettage und Spongiosaplastik notwendig. Vielfältige verschiedene Therapieverfahren inklusive wiederholte Kortikoidinjektionen, Fensterungen, Spongiosaplastiken, Bluteinspritzungen u. a. sind bekannt, wobei kein Verfahren ein Rezidiv ausschließen kann (◻ Abb. 5.6 u. ◻ Abb. 5.7).

5.2.9 Aneurysmatische Knochenzysten

Vielkammerige, zystische Knochenläsion mit Knochenverdrängendem Charakter und Ursache pathologischer Frakturen. Metaphysäre Lokalisation in den langen Röhrenknochen, ausgehend von Gefäßanomalien der arteriellen knöchernen Blutversorgung; deshalb sind diese Zysten häufig mit Blut gefüllt. Das Therapieregime umfasst neben den Maßnahmen bei der solitären Knochenzyste Techniken der Gefäßembolisation (Gefäßdarstellungen erforderlich) (◻ Abb. 5.8).

5

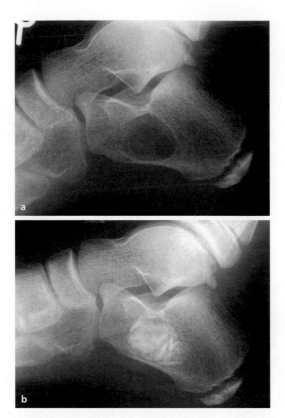

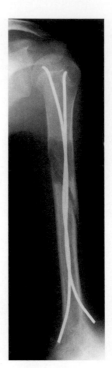

◘ **Abb. 5.7 Typische zunächst okkulte, dann frakturierte juvenile solitäre Knochenzyste und deren Versorgung mit intramedullären flexiblen Marknägeln**

◘ **Abb. 5.6a,b Schmerzhafte solitäre juvenile Kalkaneuszyste bei einem 11-jährigen Jungen. a** Vor, **b** nach Ausräumung und Spongiosaplastik

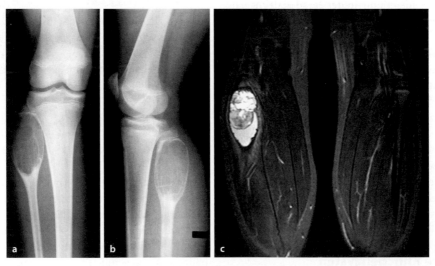

◘ **Abb. 5.8a–c Aneurysmatische Knochenzyste der proximale Fibula mit Irritation des N. peroneus communis. a, b** Im Röntgen, **c** im MRT

5.3   Maligne Tumoren

◘ Tab. 5.4 Ursprungsgewebe und typischer maligner Tumor

Gewebe	Tumor
Knochengewebe	Osteosarkom
Neuroendotheliom des Knochenmarks (»Rundzellen«)	Ewing-Sarkom
Fibrozyten des Bindegewebes	Desmoidaler Tumor
Knochenmark	Leukämie
Muskelgewebe	Rhabdomyosarkom

◘ Tab. 5.5 Differenzialdiagnose Tumor – Infektion – (Stress-)Trauma

Kategorie	Klinische Untersuchung	Bildgebung/Labor	Kommentar
Maligner Tumor	Schwellung, Schmerz (diffus)	»Heiße« Szintigraphie, positives MRT	Fortschreitende (Nacht-)Schmerzentwicklung
Osteomyelitis	Entzündungszeichen, metaphysäre Lokalisation	BSG hoch, »heiße« Szintigraphie; positive Blutkultur	Systemisches Geschehen, kurze Anamnese
Stressfraktur	Schmerz (lokalisiert), typische Lokalisierung, keine Schwellung	BSG normal, »warme« Szinthigraphie	Belastungsanamnese, Schmerz verschwindet in Ruhe

5.3.1   Osteosarkom

Häufigster maligner Knochentumor, auftretend in der zweiten Lebensdekade, häufig in der Nähe des Knies, mit starkem, ziehendem Nachtschmerz, lokaler Berührungsempfindlichkeit und gelegentlich palpabler Tumormasse (◘ Abb. 5.9). Das Osteosarkom imponiert metaphysär osteolytisch oder osteogen. Die Szintigraphie erlaubt die Beurteilung der gesamtskelettalen Ausbreitung, das CT die knöcherne und das MRT die weichteilige Beurteilung zum Tumor-Staging.

Zumeist ist eine Chemotherapie (z. B. nach EURAMOSS-1/COSS-Protokollen) in Verbindung mit einer chirurgisch radikalen Tumorresektion im Rahmen einer neoadjuvanten Therapie notwendig. Gelegentlich ist eine Bestrahlung sinnvoll, v. a. bei lokalen Rezidiven oder bei palliativer Schmerzbekämpfung. Lokale Resektion mit Einsatz von Auto- bzw. Allograften oder (seltener) entsprechender Tumorprothetik oder auch die Amputation stehen chirurgisch im Vordergrund (◘ Abb. 5.10 u. ◘ Abb. 5.12). Die 5-Jahres-Überlebensrate liegt bei ca. 80%.

5.3.2   Ewing-Sarkom

Dies ist der weithäufigste maligne Knochentumor des Heranwachsenden. Stark schmerzend mit einer ausgedehnten

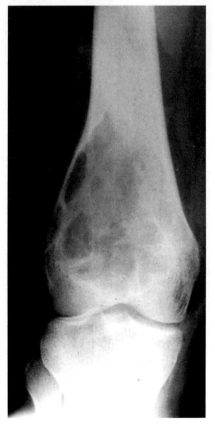

◘ Abb. 5.9 Knienahes Osteosarkom bei einem 16-jährigen Jungen

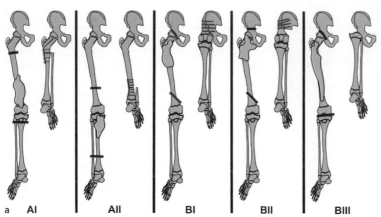

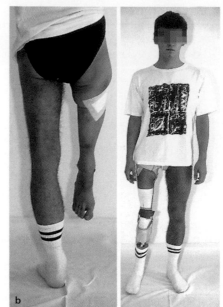

a AI AII BI BII BIII

b

◼ **Abb. 5.10a,b Umkehrplastik nach Borgreve (mit ihren Varianten nach Winkelmann) beim knienahen Osteosarkom. a** Prinzip: Eingesetzt werden kann die Borgreve-Plastik bei gut auf die neoadjuvante Tumorchemotherapie ansprechenden Tumoren im knienahen Bereich. Ziel ist, die verlorene Funktion des Knies nach Resektion durch ein intaktes, um 180° gedrehtes Sprunggelenk zu ersetzen. Dieses kann dann eine prothetische Versorgung dergestalt steuern, dass das Gangbild nach Amputation wenig leidet. Amputiert werden müssen mehr oder weniger große Anteile des Femurs und des Kniegelenks. Der Restunterschenkel wird gedreht und mit dem hüftnahen Restfemur verbunden, sodass die Ferse möglichst auf Höhe des anderen Kniegelenks positioniert ist. Nur so kann die prothetische Versorgung optimal werden. **b** Spezielle Unterschenkelprothese für Zustand nach Borgreve-Plastik (Aus: Hefti 2009)

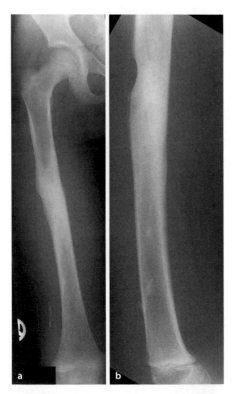

◼ **Abb. 5.11a,b Ewing-Sarkom im Femurschaftbereich vor Therapiebeginn mit Weichteilverkalkungen im Muskel bei einem 10-jährigen Jungen. a** Femurdiaphyse im a.p.-Röntgenbild, **b** seitlich

Tumormasse. Dieser Tumor findet sich häufig diaphysär in langen Röhrenknochen (Femur, ◼ Abb. 5.11), im Becken oder auch in den Wirbelkörpern (◼ Abb. 5.13) mit stark lytischem und in die Umgebung eindringendem Charakter. Häufig febrile Temperaturen und hohe BSG. Szintigraphie und MRT definieren die Ausdehnung. Die Biopsie bestätigt die Diagnose. Therapeutisch erfolgt zunächst eine neoadjuvante Chemotherapie (Euro-EWING 99-Protokoll) zur Tumorreduktion, dann die chirurgische Resektion (◼ Abb. 5.12), dann wieder Chemotherapie. Die 5-Jahres-Überlebensrate liegt bei ca. 60% (◼ Abb. 5.13).

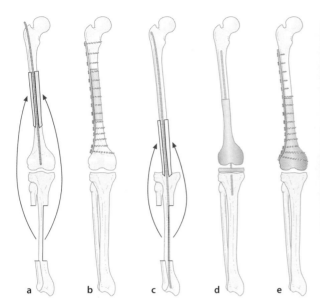

Abb. 5.12a–e Möglichkeiten der operativen Behandlung beim Ewing-Sarkom des Femurschafts und der Femurepiphyse. **a** Autogenes Fibula-Tibia-Transplantat und flexibler Nagel, **b** allogenes Transplantat und Platte, **c** autogenes Transplantat unter Erhalt des Beins, **d** Metallknochenersatz und Hemiarthroplastik, **e** allogenes Transplantat unter Knieerhalt und Plattenosteosynthese

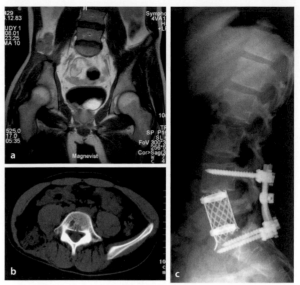

Abb. 5.13 Histologisch gesichertes Ewing-Sarkom am LWK 1 mit Weichteiltumor in der rechten Flanke bei einem 11-jährigen Jungen. **a, b** Präoperativ im MRT, **c** nach neoadjuvanter Chemotherapie und Wirbelkörperresektion LWK 1 subtotal mit Fixateur interne und Cage

Literatur

Freyschmidt J, Jundt G, Ostertag H (2003) Knochentumoren: Klinik, Radiologie, Pathologie. Heidelberg: Springer

Hefti F (2009) Kinderorthopädie in der Praxis, 2. Aufl. Heidelberg: Springer

Imbach P, Kühne T (2004) Kompendium Kinderonkologie. Heidelberg: Springer

Issels R (2004) Knochentumoren und Weichteilsarkome: Empfehlungen zur Diagnostik, Therapie und Nachsorge. München: Zuckschwerdt

Wittekind C, Bootz F (2002) TNM-Klassifikation maligner Tumoren. Heidelberg: Springer

Kindertraumatologie

J. Matussek

J. Matussek, *Kinderorthopädie und Kindertraumatologie*,
DOI 10.1007/978-3-642-39923-7_6, © Springer-Verlag Berlin Heidelberg 2013

6.1   Einleitung

Die meisten Frakturen beim Kind sind den Erwachsenenfrakturen ähnlich, wenngleich Knochenbrüche am wachsenden Skelett einige Besonderheiten aufweisen. Kindlicher Knochen ist weicher und bricht leichter als der kortikale Knochen des Erwachsenen. Dementsprechend ist der notwendige Energieeinsatz zur Bewirkung einer kindlichen Fraktur geringer, daher sind begleitende Weichteilverletzungen beim Kind meist weniger schwerwiegend als beim Erwachsenen.

Das Periost beim kindlichen Knochen ist viel dicker und die osteogene Potenz viel ausgeprägter. Der ledrige Charakter des Periosts hält häufig gebrochene Knochenenden zusammen, trägt somit sehr zur posttraumatischen Stabilität bei und erleichtert die Reposition. Das enorme osteogene Potenzial des kindlichen Periosts sorgt für eine schnelle und gute Frakturheilung, die Pseudarthrosen selten macht.

6.1.1   Charakteristika von Verletzungen am unreifen Knochen

Die folgenden Frakturtypen treten häufig bei Kindern auf:

Grünholzfraktur Es handelt sich um einen transversalen Gefügesprung ohne Verlust der Kontinuität, ähnlich dem Gefügeverlust ohne Kontaktverlust eines feuchten, grünen Astes (◘ Abb. 6.1)

Wulstfraktur Hierbei impaktiert eine Seite der Kortikalis und wölbt sich meist nach außen vor, wobei sich die Gegenkortikalis konvex verbiegt.

Plastische Deformation Hierbei verändert der Knochen seine natürliche Form ohne erkennbare Frakturlinie.

6.1.2   Remodellierung

Hierunter versteht man die schrittweise Korrektur von Ausrichtung und Gestalt des frakturierten Knochens zurück zur ursprünglichen Form. Sie läuft beim Kind viel schneller ab als beim Erwachsenen. Die Remodellierung läuft besonders zügig ab, wenn die posttraumatische Achsendeformität in der gleichen Bewegungsebene wie ein benachbartes Gelenk steht oder sich nahe einer stark aktiven Wachstumsfuge (z. B. proximaler Humerus) befindet. Rotationsfehlstellungen werden weniger zuverlässig remodelliert.

Vermehrtes Längenwachstum ist ein besonderes Charakteristikum der Remodellierung von Frakturen langer Röhrenknochen, besonders des Femurs: Wegen der Stimulation der nahen Wachstumsfugen durch eine hyperämische Reaktion des Stoffwechsels auf Fraktur und Heilung ist ein Längenzuwachs von 2 cm und mehr im Jahresverlauf möglich.

Die Kombination eines Niedrigenergietraumas mit schneller Knochenheilung und gut prognostizierbarer Remodellierung angulärer Deformitäten ermöglicht die Behandlung vieler kindlicher Frakturen in (oft nicht perfekter) geschlossener Reposition und Gipsruhigstellung. Die chirurgische Behandlung kindlicher Frakturen ist meist die Ausnahme. Der behandelnde Arzt kann unter der Kenntnis des guten Remodellierungspotenzials auch weniger perfekt reponierte Frakturen akzeptieren.

6.2   Epiphysenfrakturen

▪ **Ätiologie und Pathogenese**

Die knorpeligen Wachstumsfugen von langen Röhrenknochen sind in Relation zum umgebenden Knochen Orte verminderter Stressstabilität mit hoher Anfälligkeit für Frakturen. Als Analogie mag der berüchtigte »Sprung« in einem Gefäß gelten, über den bei einwirkender Kraft die Bruchgefahr für das Gesamtgefäßes um ein Vielfaches erhöht ist.

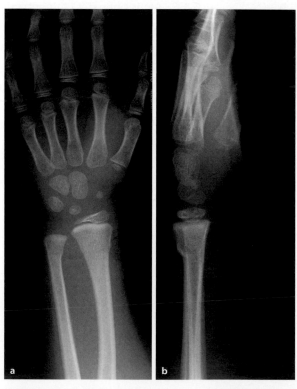

◘ **Abb. 6.1a,b Grünholzunterarmfraktur des distalen Radius und der Ulna. a** a.p.-Strahlengang, **b** seitlich

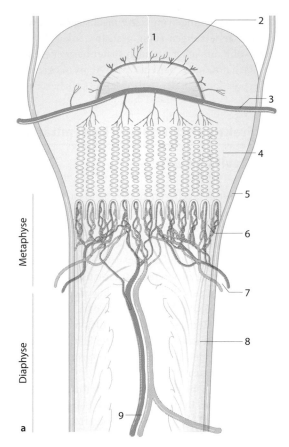

Abb. 6.2 Schematische Darstellung der epiphysär-metaphysären Wachstumsregion eines langen Röhrenknochen. *1* Hyaliner Gelenkknorpel, *2* zentrales Ossifikationszentrum (»Knochenkern«), *3* epiphysäre Blutversorgung, *4* Knorpelzellsäulen (Ruhezone), *5* ballonierte Knorpelsäulen (Mineralisationszone), *6* metaphysäre Fugengefäße

Im Rahmen einer Wachstumsfugenverletzung kommt es im Allgemeinen zu einem raschen Heilungsprozess, der wiederum in den meisten Fällen ein ungestörtes weiteres Wachstum ermöglicht. Ist die Verletzungslinie durch die Fuge allerdings mit einer erheblichen Stufe verbunden, wächst im Heilungsprozess möglicherweise Knochen unter Bildung einer Knochenbrücke von epiphysärem auf metaphysäres Gebiet herüber. Dies kann zu einem asymmetrischen Verschluss der Fuge führen und damit zu einer Längenverkürzung oder angulären Deformierung.

Da Wachstumsfugenfrakturen nahe an Gelenken liegen, kommt es häufiger zu Verletzungen von Gelenkoberflächen. Diese bedürfen einer sorgfältigen Rekonstruktion, häufig durch offene Rekonstruktion und Osteosynthese. Die meisten Fugenfrakturen laufen durch die schwächste Region des Wachstumsknorpels.

Fugenknorpel beginnt in einer dichten Ruhezone nahe der epiphysären Seite, von der aus sich Chondrozyten schrittweise vermehren. Chondrozyten elongieren und ar-

rangieren sich metaphysenwärts in langen Knorpelzellsäulen, die das Längenwachstum des Röhrenknochens hervorrufen. Ballonierte, hypertrophe Zellsäulen weiter metaphysenwärts sterben ab, während ihre verbleibenden Zellwände mineralisieren und schließlich verknöchern, um metaphysären Knochen zu bilden.

> **Die für Frakturkräfte anfälligste Schwachstelle stellt der Übergangsbereich zwischen ballonierten, absterbenden Knorpelzellsäulen und der weiter metaphysär liegenden harten Mineralisations- bzw. Verknöcherungszone dar.**

Diese Region ist hochanfällig für Scherkräfte. Glücklicherweise reichen die Fugengefäße nur bis in diese Region (epiphysäre Fugengefäße: Ausläufer bis zu den ballonierten Knorpelzellsäulen, metaphysäre Fugengefäßen: Ausläufer bis zu den Mineralisationsorten der abgestorbenen Zellsäulen). Frakturen in dieser Region behindern deshalb nur selten die kritische, notwendige Blutversorgung der Fuge und verändern das Wachstumspotenzial nur unbedeutend (**Abb. 6.2**).

Klassifikation

Die Klassifikation nach Salter-Harris ist weltweit verbreitet und gibt Hinweise bezüglich der Prognose:

- Typ I: komplette Fraktur durch die Fuge im Sinne der Fugenlösung (**Abb. 6.3a**)
- Typ II: Fugenlösung, wobei an einer Seite der Epiphysenfugenzirkumferenz ein kleiner metaphysärer Keil herausgebrochen ist
- Typ III: Fraktur geht durch einen Teil der Fuge und läuft dann epiphysär in das Gelenk aus (**Abb. 6.3**)
- Typ IV: Fraktur verläuft senkrecht oder diagonal zur Fuge (»fugentraversierend«) von der Epiphyse in die Metaphyse
- Typ V: nicht dislozierte Quetschung der Fuge

> **Typ I und Typ II sind unproblematisch und eigentlich als periphere Schaftfrakturen einzuschätzen. Typ III und Typ IV haben ein hohes Potenzial für vorzeitigen, gelegentlich asymmetrischen Wachstumsfugenverschluss (Abb. 6.3). Typ V hat eine hoch variable, unklare Prognose mit Gefahr der Verknöcherung**

Therapie

Alle dislozierten Fugenverletzungen müssen achsengerecht reponiert und äußerlich und/oder intern fixiert werden. Für Verletzungen vom Typ I und II gilt eine gute Heilungsprognose, auch wenn geringgradige Achsendeviationen vorliegen. Eine schnelle Heilung, meistens innerhalb von 4 Wochen, ist garantiert.

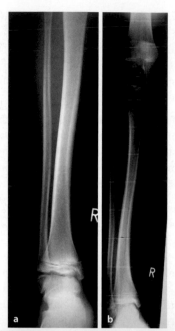

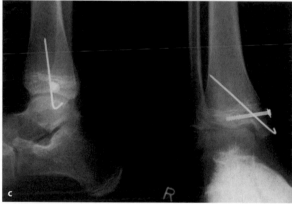

Abb. 6.3a–c Epiphysäre Frakturen des distalen Unterschenkels.
a Salter-Harris Typ I der distalen Fibula, Salter-Harris Typ III des Innenknöchels, **b, c** nach typischer Osteosynthese im Verlauf des Wachstums: partieller Wachstumsfugenverschluss im Bereich des Innenknöchels mit varischem Fehlwachstum

Verletzungen vom Typ III und IV erfordern eine offene exakte (»wasserdichte«) Reposition und Fixation, um das hohe Risiko eines partiellen Fugenverschlusses zu minimieren. Sorgfältige, regelmäßige Kontrolle sorgt für eine frühestmögliche Feststellung des Wachstumsfugenverschlusses. Eine Lösung von Knochenbrücken mit Fettgewebeinterposition kann in einigen Fällen größere Achsenfehlstellungen reduzieren. Eine temporäre oder auch längerfristige Verschließung der noch aktiven Fugenanteile mit Klammertechniken ist in manchen Fällen ebenfalls sinnvoll. Die Notwendigkeit von Spätkorrekturen mit achsenverbessernden und/oder kallusdistrahierenden Maßnahmen ist bei Typ-III- und Typ-IV-Verletzungen häufig.

Typ-V-Verletzungen müssen zunächst genauso wie andere Fugenverletzungen ruhig gestellt werden. Ein MRT kann sowohl anfänglich als auch später bei weiteren Therapieentscheidungen helfen, z. B. Achsenkorrekturen, Fettinterpositionen in der (teilweise) verknöcherten Fuge.

6.3   Frakturen der oberen Extremitäten

6.3.1   Klavikulafrakturen

Klavikulafrakturen gehören zu den häufigsten kindlichen Frakturen. Sie sind zum einen als geburtshilfliches Trauma bei schwieriger Entbindung bekannt, zum anderen als Folge von einfachen Stürzen auf die Schulter oder den ausgestreckten Arm. Frakturen werden gelegentlich verwechselt mit der seltenen angeborenen atraumatischen Klavikulapseudarthrose, die schmerzfrei einseitig oder beidseits auftritt und meist keine Behandlung erfordert. Ausnahmeformen sind die lateralen Klavikulaavulsionsverletzungen, wobei das laterale knöcherne Ende des Schlüsselbeins aus seiner umgreifenden Lasche auf Höhe des Akromioklavikulargelenks herausrutscht.

Die meist geschlossenen Schaftfrakturen werden bei kleineren Kindern in der Armschlinge bei größeren Kindern und Jugendlichen im Rucksackverband behandelt. Innerhalb von meist 4 Wochen heilen die Verletzungen mit starker Kallusbildung ab. Der Knochen wird über Jahre remodelliert. Laterale Verletzungen müssen in der Regel sorgsam, ggf. auch offen, reponiert und mit einem Kirschner-Draht temporär fixiert werden.

6.3.2   Proximale Humerusfrakturen

Zumeist handelt es sich hier um Epiphysenfrakturen Typ II nach Salter-Harris, mit erheblicher varischer (medialer) Kopfabweichung. Wegen der hohen Aktivität der proximalen Humeruswachstumsfuge und der multidirektionalen Schultermobilität ist die (altersabhängige) Remodellierungspotenz sehr hoch. Frakturen unter 90° Varusabkippung können beim jüngeren Kind durchaus konservativ mit Armschlinge über 4 Wochen ruhiggestellt werden. Größere Abkippwinkel sollten geschlossen reponiert und perkutan mit Kirschner-Drähten fixiert werden. Bei Jugendlichen im pubertären Wachstumsschub ist die Toleranzschwelle etwas geringer, hier sind nur Abkippwinkel bis ca. 50° tolerierbar.

6.3.3   Ellenbogenfrakturen

Indirekte Traumen mit Stürzen auf die ausgestreckte Hand sind meist die Ursache. Die Diagnostik bei Verletzungen

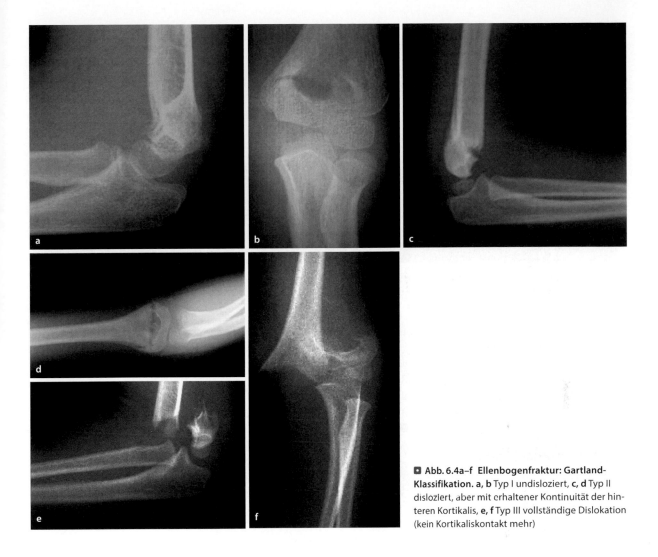

◘ Abb. 6.4a–f Ellenbogenfraktur: Gartland-Klassifikation. a, b Typ I undisloziert, **c, d** Typ II dislozlert, aber mit crhaltener Kontinuität der hinteren Kortikalis, **e, f** Typ III vollständige Dislokation (kein Kortikaliskontakt mehr)

dieses funktionell sehr wichtigen Gelenks ist oft schwierig, da die meisten Verknöcherungszentren sich röntgenologisch in der häufig betroffenen Altersgruppe (2.–10. Lebensjahr) noch nicht komplett darstellen. Schwellungen können ernste vaskuläre Konsequenzen mit möglichem Unterarmkompartmentsyndrom nach sich ziehen. Wegen der Häufigkeit sehr instabiler Frakturverhältnisse sind geschlossene Repositionen allein oft nicht ausreichend, häufig müssen die Frakturen geschlossen oder offen mit Kirschner-Drähten stabilisiert werden. Ruhigstellung in entsprechenden Oberarmgipsverbänden für 4 Wochen ist notwendig.

Suprakondyläre Humerusfraktur

Der distale Humerus bricht hier horizontal im Bereich der Metaphyse und beeinträchtigt die Wachstumsfuge nicht. Die Dislokation des distalen Fragments findet in Extensions- und Innenrotationsrichtung statt und kann im Extremfall bis zum kompletten Kontaktverlust führen

(◘ Abb. 6.4a–d). Letzteres führt häufig zu Dehnungen des Nerven mit sensiblen Ausfällen im Handbereich. Die zuweilen starke Schwellung führt mitunter zu Pulsverlust im Handgelenkbereich (◘ Abb. 6.4e u. f).

> **Tipp**
>
> Bei leichteren Dislokationen ist im seitlichen Ellenbogenröntgenbild eine Hilfslinie sinnvoll, die beugeseitig entlang des Humerusschaftes gezogen wird und im distalen Teil mittig durch den Verknöcherungskern des Capitulum humeri läuft.

Ist das Capitulum nach dorsal/streckseitig verschoben – welchen Ausmaßes auch immer – handelt es sich um eine behandlungsbedürftige Fraktur.

Die **Therapie** der Wahl ist v. a. bei stärkerer Schwellung die geschlossene oder offene Reposition mit Kirschner-Draht-Fixation in Narkose. In seltenen Fällen müssen Ex-

6

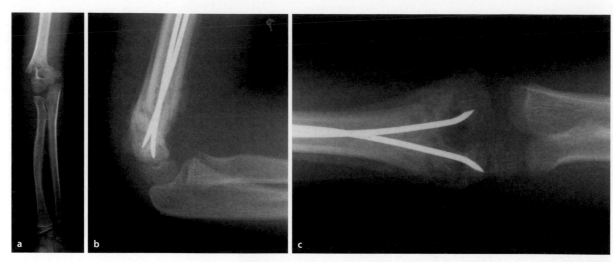

◘ **Abb. 6.5a–c Suprakondyläre Humerusfraktur. a** Präoperativ, **b, c** von proximal ausgehende intramedulläre Nagelung nach geschlossener Reposition und Hämatomentlastung im a.p-Röntgenbild (**b**) und seitlich (**c**)

plorationen im Bereich des Gefäß-Nerven-Bündels durchgeführt werden (◘ Abb. 6.5).

Inkomplette Repositionen oder sekundärer Repositionsverlust führen zu dem klassischen Bild des Cubitus varus mit Beugedefizit und kosmetisch unbefriedigendem Resultat. Sekundäre suprakondyläre Valguskorrekturosteotomien sind häufig das Mittel der Wahl (◘ Abb. 6.6).

Condylus-radialis-Fraktur

Hervorgerufen häufig durch Impulsstoß des Radiusköpfchens in das Capitulum humeri mit schräger Abscherfraktur der seitlichen Ellenbogengelenkportion. Im Röntgenbild wird diese Fraktur häufig fehlinterpretiert als Salter-Harris Typ II oder wegen mangelnder Ossifikation überhaupt nicht erkannt. Es handelt sich aber um hochgradig instabile Frakturen vom Salter-Harris-Typ IV, die immer einer offenen Reposition und Kirschner-Draht- oder Schraubenrefixation bedürfen (◘ Abb. 6.7). Bei starker Schwellung des Ellenbogens ohne markanten Röntgenbefund ist die MRT empfehlenswert.

❯ Wird die Condylus-radialis-Fraktur übersehen oder nicht adäquat behandelt, ist die Pseudarthrosen- und Spätkomplikationsrate sehr hoch. Dann kommt es häufig zum Regress.

Radiushalsfrakturen

Ähnlich wie bei der Fraktur des Condylus radialis handelt es sich um einen axialen Stoßimpuls auf den ausgestreckten Arm, der zu dieser Fraktur führt. Angulationen von 70–80° sind möglich, Angulationen von <45° remodellieren beim kleineren Kind spontan und bedürfen deshalb nur vorübergehend einer ruhigstellenden Behandlung. Größere Angulationen können perkutan reponiert und

mit einem Kirschner-Draht transfixiert werden (◘ Abb. 6.8). Radiusköpfchenfrakturen, analog zu den Erwachsenenfrakturen, gibt es beim Kind nicht.

Unterarmfrakturen

Diese häufigen Frakturen sind meist das Resultat direkter Anprallgewalt im Rahmen von Stürzen. Wenn beide Knochen betroffen sind, erleidet der eine Knochen häufig einen kompletten Bruch, während der jeweils andere im Sinne eines Grünholzbruches verbiegt.

Bei Kindern können die kompletten Brüche oft erfolgreich durch eine geschlossene Reposition und Oberarmgipsfixation behandelt werden, sofern eine korrekte Rotationsstellung erzielt wird. Irreponible Weichteilinterponate müssen offen beseitigt werden, um dann eine perkutane intramedulläre Schienung vorzunehmen. Auch Problemrepositionen bei älteren Kindern, wenn einer der Unterarmknochen intakt bleibt, der andere irreponibel ohne Endkontakt steht, bedürfen schließlich häufig doch einer offenen Reposition und intramedullärer flexibler Schienung.

Monteggia-Fraktur

Im Rahmen dieses Frakturmusters bricht die Ulna allein, während der Radiusschaft intakt bleibt. Da aber Doppelknochensysteme (Unterarm) im Allgemeinen durch Trauma auch an 2 Stellen betroffen sind, luxiert hier das Radiusköpfchen auf Höhe des radiohumeralen Gelenks. Die Reposition der Ulna muss dementsprechend auch die Reposition des Radiusköpfchens beinhalten; dies gelingt nicht immer geschlossen. Inkomplette Repositionen führen meist zu chronischen Beugedefiziten des Ellenbogens. Spätkorrekturen sind bei inkompletter Ulnareposition mit chronischer Radiusköpfchen(sub-)luxation regelmäßig notwendig.

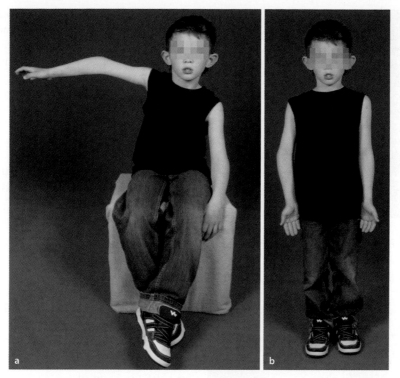

◘ Abb. 6.6a,b Posttraumatisches Fehlwachstum nach suprakondylärer Humerusfraktur mit Cubitus varus rechts bei einem 9-jährigen Jungen

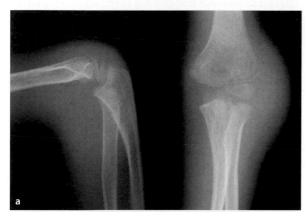

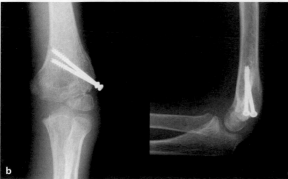

◘ Abb. 6.7a,b Typische Condylus-radialis-Fraktur. a Präoperativ, b nach osteosynthetischer Versorgung

Galeazzi-Fraktur

Das distale Äquivalent der Monteggia-Fraktur bei Schaftfraktur des Radius ist die Luxation des Ulnaköpfchens. Dieser FrakturTyp ist bei Kindern sehr selten.

Wulstfraktur des distalen Radius

Häufig übersehene Fraktur mit kleiner Wulstbildung der dorsalen Kortikalis des distalen Radius, 1–2 cm proximal der Wachstumsfuge nach unspektakulären Stürzen. Da diese Frakturen stabil und nicht sehr schmerzhaft sind, treten oft diagnostische Verwechselungen mit Verstauchungen auf.

6.4   Frakturen der unteren Extremitäten

6.4.1   Beckenfrakturen

Frakturen des Beckens bei Kindern treten im Allgemeinen im Zusammenhang mit erheblichen stumpfen Stoßwirkungen und/oder Überrollungen auf. Erhebliche Dislokationen der Frakturteile sind selten und können durch das gut schienende dicke Periost meist symptomatisch behandelt werden. Doppelte Ringfrakturen (»Schmetterlingsfrakturen«) müssen bei älteren Kindern regelmäßig mit äußeren Fixateuren temporär fixiert werden. Selbstver-

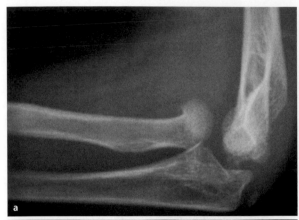

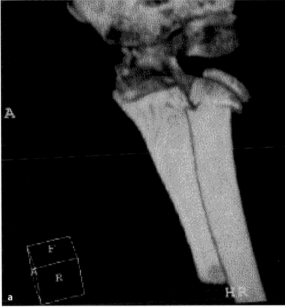

□ **Abb. 6.8a,b Radiushalsfraktur. a** Nativröntgen, **b** CT

ständlich müssen intrapelvine und abdominelle Schäden sorgfältig ausgeschlossen werden. Es kommt in der Regel zu akzeptablen Behandlungsresultaten bei gut versorgten Beckenfrakturen des noch wachsenden Skeletts.

6.4.2 Apophysenabrisse

Apophysenabrisse bei Jugendlichen im Bereich der Beckenkammapophyse oder der Spinae iliacae treten häufig in der letzten Wachstumsphase 1–2 Jahre vor Fugenschluss, v. a. im Zusammenhang mit überproportional kräftigem Muskelzug, z. B. beim Sport, auf. Diese Art von Avulsionen werden zu den sog. Übergangsfrakturen gezählt (▶ Abschn. 6.4.7), deren Wachstumsfugenknorpel dem Impuls eines starken Muskelzugs des fast ausgewachsenen Bewegungssystems nicht standhält. Beispiele sind

Ausrisse des M. rectus femoris an der Spina iliaca anterior inferior bei Fußballern, des M. obliquus externus oder internus an der Beckenkammapophyse, des M. iliopsoas am Trochanter minor oder der ischiokruralen Muskulatur an der Tuberositas ossis ischii.

Die Therapie ist symptomatisch, wobei gelegentlich später größere knöcherne »Tumoren« entstehen, die stören und exidiert werden müssen.

6.4.3 Proximale Femurfrakturen und Schenkelhalsfrakturen

Obgleich selten, stellen sie doch sehr ernsthafte Probleme dar, da ein Trauma in dieser Region zu sehr ernsthaften Begleitverletzungen führen kann.

 Cave
Wie beim Erwachsenen kann die Fraktur je nach Frakturmuster verantwortlich für schwere Durchblutungsstörungen des Femurkopfes sein und zu einer Nekrose der proximalen femoralen Epiphyse und/oder des Schenkelhalses führen.

Läuft diese Komplikation moderat ab, ist eine Behandlung in Anlehnung an die Perthes-Therapie angezeigt. Gerade bei älteren Kindern und Jugendlichen ist der Verlauf allerdings oft dramatisch und geht mit einem schweren Kollaps einher, was eine Hüftgelenksarthrodese erforderlich macht.

Wegen der hohen Instabilität werden kindliche Schenkelhalsfrakturen immer über eine Reposition und Osteosynthese behandelt. Allerdings gilt als höchste Maxime im Rahmen des chirurgischen Managements immer die maximale Schonung der femoralen Blutgefäße. Aus diesem Grund kann gelegentlich die mechanische Fixation zugunsten einer hohen Behandlungssicherheit etwas zurücktreten (z. B. Verwendung von einfachen Kirschner-Drähten statt kräftigen Schrauben) und ein klassischer Bein-Becken-Fuß-Gips eingesetzt werden.

6.4.4 Femurschaftfrakturen

Es handelt sich hier um häufigere Verletzungen infolge von Stürzen, Fahrrad- und Motorradunfällen; beim sehr kleinen Kind können auch Folgen von Misshandlungen in Betracht gezogen werden.

 Cave
Obwohl es sich meist um geschlossene Frakturen handelt, kann es durch Einblutungen in die Weichteilgewebe zu einem signifikanten Blutverlust kommen.

Nervenverletzungen sind selten. Die Tatsache, dass der Knochen von einer kräftigen Weichteilschicht umgeben ist, führt bei kleineren Kindern zu einer schnellen Heilung, normalerweise in 6 Wochen.

Wegen des longitudinalen Zuges und der schmerzhaften Kontraktur der Muskulatur angulieren und verkürzen sich Femurschaftfrakturen. Dementsprechend erfordert die initiale Behandlung meist eine longitudinale Traktion (Weichteiltraktion über Tape-Verbände beim jüngeren Kind und Extensionsbehandlung über skelettale Tibiakopftraktion beim Jugendlichen), um Länge und achsengetreue Stellung wiederherzustellen.

Typische Konstruktionen sind für das Kleinkind die vertikale »Overhead«-Aufhängung über Weichteiltraktion bei 90° Hüftbeugung, horizontalem Oberkörper und schwebendem Gesäß oder das sog. Weber-Bett, bei dem über vertikale, skelettale distale Femurschafttraktion das Hüftgelenk und auch die Knie um 90° flektiert sind. Hier lässt sich unter Traktion die Rotation initial gut kontrollieren.

Nach der initialen Traktionsbehandlung hängt das weitere Vorgehen weitestgehend vom Alter der Patienten ab:
- Kleinkinder werden im allgemeinen nach ca. 8 Tagen aus der Traktionsbehandlung in einen Bein-Becken-Fuß-Gips in Hüft- und Kniebeugung überführt, bis zur finalen Konsolidierung nach ca. 4–6 Wochen.
- Größere Kinder und Jugendliche können nach initialer Traktion (oder auch ad libitum sofort) mit flexiblen intramedullären Nägeln versorgt werden.
- Für Jugendliche kurz vor Wachstumsabschluss stehen auch pediatrische Verriegelungsnägel (oder seltener ein monolateraler Fixateur externe) zur Verfügung.

Je jünger der Patient, desto stärker ist die Tendenz zum vermehrten Längenwachstum des Femurs: Im Alter von 2–10 Jahren (später weniger offensichtlich) beträgt der Längenzuwachs aufgrund der Heilungshyperämie der Wachstumsfugen 1–3 cm.

6.4.5 Distale Femurfrakturen

Die distalen Femurfrakturen sind hauptsächlich dem Salter-Harris-Typ I und II der Epiphysenfrakturen zuzuordnen. Meist ist ein signifikantes Trauma ursächlich verantwortlich, und häufig führt die Verletzung der Fuge zu einer relevanten Veränderung des Wachstumsmechanismus (>50% aller Fälle). Wegen der Gefahr erheblicher Dislokationen der Epiphyse bis hin zum kompletten Kontaktverlust können gelegentlich neurovaskuläre Schäden auftreten.

Vorsichtige Repositionsmanöver unter Allgemeinnarkose sind Mittel der ersten Wahl. Wegen erheblicher Instabilitäten im Frakturbereich spielen perkutane transepi-

physäre Fixationstechniken mit Kirschner-Drähten für einige Wochen eine wichtige Rolle. Bei vorzeitigem, frakturbedingtem Epiphysenschluss konzentrieren sich die weiteren Maßnahmen auf die Behandlung eventueller Beinlängendifferenzen oder Achsendeformitäten.

6.4.6 Avulsionen der Eminentia tibialis intercondylaris

Verdrehtraumen haben das Potenzial, die Eminentia intercondylaris tibialis durch Scherimpulse zu dislozieren. Dies reicht von inkompletten Avulsionen bis hin zur kompletten Dislokation mit komplettem Kontaktverlust.

Normalerweise reponiert sich die Eminentia mit dem ansetzenden vorderen Kreuzband komplett in Knieextension, sodass eine 6-wöchige Gipstutoranlage ausreicht. Bei kompletten Dislokationen ist jedoch eine offene oder zumindest arthroskopische Revision mit Reposition der Eminentia und Draht-Cerclage notwendig. Nach dieser Art von Verletzung können längerfristig Impingement-Symptome bei Kniestreckung auftreten, besonders bei Athleten.

6.4.7 Avulsionen der Tuberositas tibiae

In der Gruppe der sportlich sehr aktiven männlichen Jugendlichen zwischen dem 13. und 14. Lebensjahr, nicht lange vor Abschluss des skelettalen Wachstums (Übergangszeit) treten diese Übergangsfrakturen gerade nach anstrengenden Dauerbelastungen (Dauersprung beim Seilspringen, Basketball etc.) auf. Hierbei wird über den starken Zug der Patellarsehne ein überlastender Impuls auf die überkragende »Tuberositaslippe« eingebracht, die sich dadurch löst und abbricht. Manchmal erweitert sich die Frakturzone bis in das Gelenk hinein, wobei Teile der epiphysären Tibiagelenkfläche mit herausbrechen (◘ Abb. 6.9).

Immer sind bei diesen Frakturen offene Repositionsverfahren und innere Transfixationen notwendig. Wegen der meist nur noch geringen Wachstumspotenz im Bereich dieser Übergangsfrakturen sind allerdings keine besonderen Restwachstumsfugen schonenden Operationsverfahren notwendig.

6.4.8 Proximale metaphysäre Tibiafrakturen

Obwohl meist nur wenig verschoben, können diese Frakturen besorgniserregende Spätfolgen durch überschießendes Längenwachstum der Tibia gegenüber der nicht tangierten Fibula haben. Dies führt gerade bei jungen Kindern (3.–6. Lebensjahr) zu erheblichen Valgusdeformitäten im

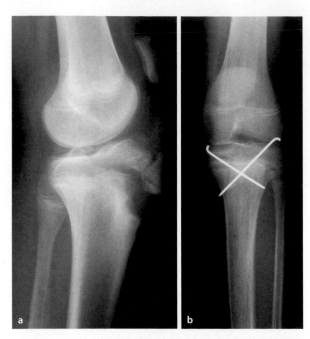

◘ **Abb. 6.9a,b** **Avulsionsverletzung der Tuberositas tibiae als Apo-**
physenlösung mit Fraktur durch die Tibiakopfepiphyse. **a** Präoperativ, **b** nach Reposition und Kirschner-Draht-Osteosynthese

Kniebereich, die allerdings im Lauf der weiteren Wachstumsjahre ein gutes Potenzial zur Remodellierung haben.

6.4.9 Tibiaschaftfrakturen

Sie werden meist durch ein erhebliches Anpralltrauma in
Kombination mit Fibulaschaftfrakturen hervorgerufen.
Offene Frakturen sind nicht selten, allerdings ermöglicht
der gute Weichteilmantel einen Unproblematische offene
Frakturen können nach einer Lavage wie geschlossene
Frakturen behandelt werden. Ist der Weichteilmantel stark
verletzt, sind die Behandlungskriterien der Erwachsenen-
traumatologie anzuwenden.

Eine besondere Entität stellt die nicht verschobene Ti-
biaschaftspiralfraktur bei Kleinkindern, die gerade das
Gehen erlernen, dar. Das Trauma ist meist gering, der Anlass wird als unbedeutend eingestuft und die Klinik ist eher
unauffällig, sodass eine große Gefahr des »Übersehens«
besteht. Gelegentlich laufen die Kinder humpelnd auf ihrer
Fraktur in die Ambulanz.

Im Rahmen einer Allgemeinnarkose können die meisten Frakturen geschlossen reponiert und mit einem Ober-
schenkelgips für 10–12 Wochen ruhiggestellt werden. Bei
starken Schwellungen, drohenden Kompartmentsyndro-
men und offenen Frakturen ist die temporäre skelettale
Fersendrahtextension noch Mittel der ersten Wahl, bevor
die Gipsbehandlung ansteht. Instabile Frakturen bedürfen

in seltenen Fällen der Behandlung mit Fixateur externe
oder anderen osteosynthetischen Verfahren (intramedullärer Draht).

6.4.10 Distale Tibia- und Sprunggelenkfrakturen

Diese sind bei jungen Kindern entweder metaphysär oder
epiphysär gelegen, entsprechen meist dem Typ II nach
Salter-Harris und heilen nach geschlossener Reposition
und äußerer Fixierung rasch ab. Einschränkungen für das
epiphysäre Wachstum bei diesen Frakturen sind selten.

Bei Kindern im Alter von 8–11 Jahren ergeben sich
demgegenüber bei Distorsionen ungünstigere Frakturtypen, z. B. mit Abscherung des Innenknöchels, also einer
schrägen Typ-IV-Fraktur. Diese bedürfen einer offenen
oder arthroskopisch assistierten exakten Reposition und
Osteosynthese. Dennoch kann es zu einem lokalen Fu-
genarrest kommen, der eine fortschreitende Varusfehlstellung des Sprunggelenks produziert. Strategisch sollte in
diesen Fällen über Resektion der Knochenbrücke und Fett-
lappeninterposition oder aber über Korrekturosteotomien
nachgedacht werden.

Übergangsfrakturen im Sprunggelenkbereich stellen
besondere Frakturmuster kurz vor Abschluss des skelettalen Knochenwachstums dar. Die mediale Portion der
Wachstumsfuge schließt sich zuerst, bevor dann weiter
lateralwärts der Fugenverschluss erfolgt. Je nachdem, wie
weit dieser Fugenverschlussverlauf fortgeschritten ist, lassen sich auch die Frakturmuster verstehen:

- Dreiebenenfraktur (»triplane« Fraktur) mit sagittaler,
  transversaler und frontaler Komponente bei gerade
  sich verschließender medialer Fuge
- anterolaterale distale Tibiastückfraktur (»juvenile
  Tillaux-Fraktur«) mit Abriss (Salter-Harris-Typ III)
  eines anterolateralen distalen Tibiafragments als
  Zeichen des starken Zugimpulses der distalen tibio-
  fibulären Syndesmose bei Restinstabilität der lateralen Wachstumsfuge

Literatur

von Laer L, Kraus R, Linhart WE (2007) Frakturen und Luxationen im
    Wachstumsalter. Stuttgart: Thieme

Serviceteil

J. Matussek, *Kinderorthopädie und Kindertraumatologie*,
DOI 10.1007/978-3-642-39923-7, © Springer-Verlag Berlin Heidelberg 2013

Stichwortverzeichnis

Ulnahypoplasie 47, 48
Umkehrplastik nach Borgreve
126
Unterarmfehlbildung, transversale 45, 46
Unterarmfraktur, beim Kind
134
Unterarmknochenaplasie 45
Unterarm, Grünholzfraktur 130
Unterschenkelknochenaplasie
45
Unterschenkel;unterschenkel,
distaler, Epiphysenfraktur
132
Unterschenkelverkrümmungen
im Kleinkindesalter 94
Untersuchung, kinderorthopädische 10
– körperliche 10
– neurologischee 11

V

Vena, epiphysealis 113
Version 70
– femorale 70
– tibiale 70
Vertebra plana 37
Vitamin-D-Mangel-Rachitis 83
Vorfußdeformität 95
Vorknorpel, mesenchymaler 6

W

Wachstumsberechnung 76
Wachstumsbeurteilung 10
Wachstumsfugenknorpel 131
Wachstumsfugenverletzung,
dislozierte 131
Wachstumsregion, epiphysär-
metaphysäre 131
Wachstumsschmerzen 67
Wachstumsunterbrechung 3
Wiberg-Klassifikation, Patella-
dysplasie 91
Windschlagphänomen 99
Wirbelbogenschlussstörung 5
Wirbelkörperfraktur 36
Wirbelsäulenentwicklung, em-
bryonale 5
Wirbelsäulenganzaufnahme
30
Wirbelsäule
– Asymmetrie 20
– bildgebende Diagnostik 21
– Entwicklung 19, 20
– Lotbestimmung 29
– Magnetresonanztomo-
graphie 23

– Röntgenaufnahme 21, 23
– Segmentblockierung 30
– Untersuchung beim Kind 11
– Untersuchung 20, 22
Woodward-Operation 41
Wulstfraktur 130

Y

Y-Fuge 54

Z

Zehendeformität 95, 97
Zehenspitzengang 109
Zentrum-Ecken-Winkel 52, 54,
71
Zentrum-Kollum-Diaphysen-
Winkel 52, 71
Zerebralparese, infantile 109
Zirkumduktionshinken 69
Zohlen-Test 14
Zohlen-Zeichen 92
Zwergwuchs, disproportio-
nierter 2

Printing and Binding: Stürtz GmbH, Würzburg